女科圣手

傅青主

国医传世名方

刘从明　主编

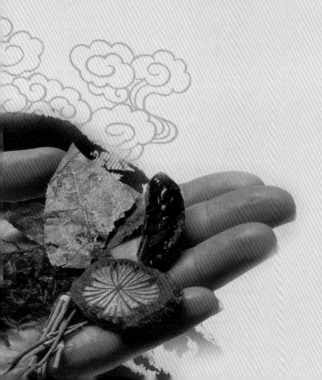

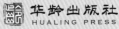
华龄出版社
HUALING PRESS

责任编辑：郑建军

责任印制：李未圻

图书在版编目（CIP）数据

女科圣手傅青主 / 刘从明主编 . -- 北京 ：华龄出
版社，2019.12

ISBN 978-7-5169-1585-1

Ⅰ．①女… Ⅱ．①刘… Ⅲ．①《傅青主女科》－经方
－研究 Ⅳ．① R289.349

中国版本图书馆 CIP 数据核字（2020）第 008448 号

书　　名：女科圣手傅青主

作　　者：刘从明

出 版 人：胡福君

出版发行：华龄出版社

地　　址：北京市东城区安定门外大街甲 57 号　　邮　　编：100011

电　　话：010-58122246　　传　　真：010-84049572

网　　址：http://www.hualingpress.com

印　　刷：北京彩虹伟业印刷有限公司

版　　次：2020 年 5 月第 1 版　　2020 年 5 月第 1 次印刷

开　　本：710×1000　　1/16　　印　　张：14

字　　数：200 千字

定　　价：68.00 元

前言

傅山，初名鼎臣，后改名山。原字青竹，后改青主。生于明万历三十五年（1607年），卒于清康熙二十三年（1684年）。出身于官宦书香之家，家学渊源。曾祖傅朝宣曾为宁化府仪宾、承务郎；祖父傅霖累官山东参议、辽海兵备。傅青主 15 岁就补博士弟子员，20 岁试高等廪饩，到老年更是从心所欲，无所不能。

傅青主精通史学，兼工儒学、医学、道教、佛学、诗词、书法、绘画、武术、音韵、美食等。傅青主与顾炎武、黄宗羲、王夫之、李颙、颜元一起被后世尊为明末清初"六大儒"，梁启超也称其为"清初六大师"之一。

傅青主在内科、妇科、儿科、外科等方面均有极高造诣，堪称中医大师，而尤以妇科为最。他极重医德，对待病人不讲贫富，一视同仁，在相同情况下，则优先穷人。医者仁心，傅青主以悲天悯人之心，体恤男权社会的弱势群体妇女的悲苦，开创妇科治疗的一代风气。他曾亲对友人说："吾书不如吾画，吾画不如吾医。"

《傅青主女科》学术思想：1. 带下总湿，救之于脾。对带下病，他分白、青、黄、黑、赤五种类型。指出："治法宜大补脾胃之气，稍佐以舒肝之品，脾气健则湿气消，自无白带之患矣。"脾虚湿重的白带，用完带汤；肝经湿热的青带，用加减逍遥散；肾火盛而脾虚湿热下注的黄带，用易黄汤；下焦火热盛的黑带，用利火汤；肝热脾虚而下溢的赤带，用清肝止淋汤。其病机，总不外乎脾虚湿盛和肝郁化火，而影响冲任二脉所至。2. 血崩勿止血，妙在补气。血崩一证，分为气阴两虚、肝气郁结、血瘀、血热等几个类型，制定固本止崩汤、平肝开郁止血汤、逐瘀止血汤、清海丸等几个方剂。其治妙在不去止血而唯补血，又不止补血而更补气。药有熟地黄、白术、黄芪、当归、黑姜、人参。此方以参、芪、术大补其气，以无形固有形；归、地以补阴血，黑姜引血归经，是补中又寓收敛之妙。3. 调经补为本，气血并重。月经病有寒实虚热的不同，治以扶正为主，双管齐下，气血并重。基本原则是以补气为主。方药以八珍为主体，因寒热不同，加减化裁。4. 妊娠倡补气，独树一帜。傅青主于妊娠病中，治以补气为先重用人参，且用大剂颇具特点，可谓独树一帜。"血非气不生，是以补气即所以生血"。5. 产后虚是根，温化为宗。傅青主指出，气不可专耗散，不可专消导，热不可用芩、连，寒不可用桂、附。寒则可致血块停滞，热则可致新血崩流。纵有外感，不可妄汗。纵有里实，不宜用下。虽为虚证，不可用参术。忌大寒大热，或妄补妄泻，最宜温通。其制"生化汤"一方，加减变化，治疗产后诸证影响甚大。

《傅青主女科》用药特点：1. 常用补益气血药物。气能生血、行血、摄血。血能载氧，气为血帅，血为气母。妇人以血为本，气血充盛调和则五脏安和，经、孕、产、乳如常，故傅氏治疗妇科病非常重视调护气血。《傅青主女科》168 首方剂中，出现频数最多的是人参、白术、茯苓、甘草、黄芪、熟地黄、白芍、当归、川芎等 9 味药。傅氏认为："血为有形之物，难于速生，气于无形之物，易于速发，补气以生血，尤易于补血以生血耳。"因而补气与补血在总体上比较，前者多于后者。2. 用药纯和。傅氏认为："善医者，只用纯和之品而大病清除，不善医者，立意惊奇，唯恐无效，反致百病丛生"。其治疗女科疾患，补不过用滋腻，温不过用燥热，清不过用寒凉，泻不过用攻伐，方剂配伍"用药纯和，无一峻品"。3. 药量轻重悬殊。岳美中说："其用药前无古人，该重时用量特重，动以两计，该轻时用量特轻，轻到几分。"4. 讲究药物炮制。《傅青主女科》常用炮制方法如蒸、炒（土炒、面炒、酒炒、醋炒、炒黑）、洗、浸、去心、泡炒、研、醋制等。白术土炒则可增强其健脾益气的作用；杜仲炒黑而兼有止血之力；荆芥穗炒黑有"引血归经"作用；醋炒白芍既可引药入肝经，又可增强其舒肝、柔肝、解郁之功；当归酒洗，可借酒行药，通行表里上下，直达病所，同时也可以增强其养血活血之功效。

本书选编了《傅青主女科》中的经典名方，每首方剂力争从方歌、方源、组成、用法用量、主治、功用、方义、方解、运用、历代医家方论等方面论述。书中收罗广博，详解略说，层次分明，图文并茂，深入浅出，使读者更好地熟悉、掌握《傅青主女科》中组方原理及临床运用规律，以供大家学习和参考。

本书适合中医爱好者及中医临床医生阅读参考。需要指出的是，本书中出现的犀角、穿山甲、羚羊角、龙骨等现在已不再使用或用其他替代品。

编　者

目录

治带下方

完带汤

【方歌】

> 完带汤中用山药，党参白术生甘草，
> 柴胡陈皮车前子，苍术芥穗共白芍。

【方源】《傅青主女科·带下·白带（一）》："妇人有终年累月下流白物，如涕如唾，不能禁止，甚则臭秽者，所谓白带也。夫白带乃湿盛而火衰，肝郁而气弱，则脾土受伤，湿土之气下陷，是以脾精不守，不能化荣血以为经水，反变成白滑之物，由阴门直下，欲自禁而不可得也。治法宜大补脾胃之气，稍佐以舒肝之品，使风木不闭塞于地中，则地气自升腾于天上，脾气健而湿气消，自无白带之患矣。方用完带汤。"

【组成】白术（土炒）、山药（炒）各30克，人参6克，白芍（酒炒）15克，车前子（酒炒）、苍术（制）各9克，甘草3克，陈皮、黑芥穗、柴胡各2克。

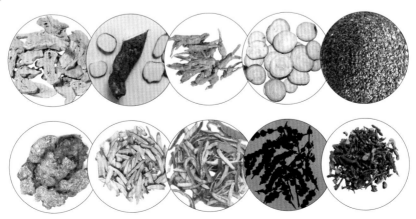

【用法】 水煎服。

【功用】 补脾疏肝，化湿止带。

【主治】 脾虚肝郁，湿浊带下。带下色白，清稀如涕，面色㿠白，倦怠便溏，舌淡苔白，脉缓或濡弱。

【方义方解】 本方为治疗白带的常用方剂，所主病证乃由脾虚肝郁、带脉失约、湿浊下注所致。脾虚生化之源不足，气血不能上荣于面致面色㿠白；脾失健运，水湿内停，清气不升致倦怠便溏；脾虚肝郁，湿浊下注，带脉不固致带下色白量多、清稀如涕；舌淡白，脉濡弱为脾虚湿盛之象。治宜补脾益气，疏肝解郁，化湿止带。方中重用白术、山药为君，意在补脾祛湿，使脾气健运，湿浊得消，山药并有固肾止带之功。臣以人参补中益气，以助君药补脾之力；苍术燥湿运脾，以增祛湿化浊之力；白芍柔肝理脾，使肝木条达而脾土自强；车前子利湿清热，令湿浊从小便分利。佐以陈皮之理气燥湿，既可使补药补而不滞，又可行气以化湿；柴胡、芥穗之辛散，得白术则升发脾胃清阳，配白芍则疏肝解郁。使以甘草调药和中，诸药相配，使脾气健旺，肝气条达，清阳得升，湿浊得化，则带下自止。

君	白术	燥湿运脾
	山药	补脾，又固肾
臣	人参	补中益气
	苍术	燥湿运脾，以增祛湿化浊之力
	白芍	柔肝理脾，使肝木条达而脾土自强
	车前子	泌别清浊
佐	陈皮	理气化湿
	柴胡	疏肝，又升清阳
	黑芥穗	疏肝收涩
使	甘草	益气，调和药味

本方的配伍特点是寓补于散，寄消于升，培土抑木，肝脾同治。

【运用】

1. **辨证要点** 本方为治脾虚肝郁，湿浊下注带下之常用方。临床应用以带下清稀色白，舌淡苔白，脉濡缓为辨证要点。

2. **加减变化** 若兼湿热，带下兼黄色者，加黄柏、龙胆草以清热燥湿；兼有寒湿，小腹疼痛者，加炮姜、盐茴香以温中散寒；腰膝酸软者，加杜仲、续断以补益肝肾；日久病滑脱者，加龙骨、牡蛎以固涩止带。

3. **现代运用** 本方常用于阴道炎、宫颈糜烂、盆腔炎而属脾虚肝郁，湿浊下注者。

4. **使用注意** 带下证属湿热下注者，非本方所宜。

【方论精粹】

1.《傅青主女科·带下·白带（一）》："夫带下俱是湿证，而以带下名者，因带脉不能约束，而有此病，故以名之。盖带脉通于任督，任督病而带脉始病……加以脾气之虚，肝气之郁，湿气之侵，热气之逼，安得不成带下之病哉？故妇人有终年累月下流白物，如涕如唾，不能禁止，甚则臭秽者，所谓白带也。夫白带乃湿盛而火衰，肝郁而气弱，则脾气受伤，湿土之气下陷，是以脾精不守，不能化荣血以为经水，反变为白滑之物，由阴门直下欲自禁而不可得也。治法宜大补脾胃之气，稍佐以舒肝之品，使风木不闭塞于地中，则地气自升腾于天上，脾气健而湿气消，自无白带之患矣。"

2. 冉先德《历代名医良方注释》："方中党参、山药、苍术、白术四药合用，健脾燥湿，脾旺则湿无由生；柴胡、白芍舒肝解郁，疏泄正常，则不克脾土；陈皮、车前子、黑芥穗行气、利湿、止带；甘草调和诸药，共成健脾舒肝，燥湿束带之剂。"

加减逍遥散

> 加减逍遥苓柴芍，茵陈陈皮生甘草，
> 栀子清热用火炒，肝郁湿热青带消。

【方源】《傅青主女科·带下·青带（一）》："妇人有带下而色青者，甚则如绿豆汁，稠黏不断，其气腥臭，所谓青带也。……方用加减逍遥散。"

【组成】 茯苓、白芍（酒炒）、甘草（生用）各15克，柴胡、陈皮各3克，茵陈、栀子（炒）各9克。

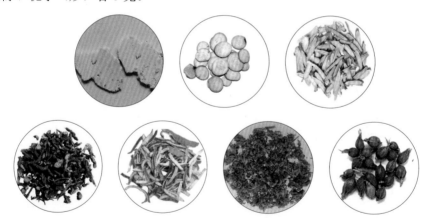

【用法】 水煎服。

【功用】 疏肝解郁，清热利湿。

【主治】 妇人有带下而色青者，甚则如绿豆汁，稠黏不断，其气腥臭。

【方义方解】 方药妙在只以柴胡达木舒肝，加陈皮调气开郁，倍茯苓淡渗以利中焦之湿；重用生甘草以泻火、解毒、缓急。有虑其过甘令人中满，况本证乃肝郁湿热，似非所宜。然此方甘苦同用，渗利并行，则泻而不伤，行而不壅。再观其以栀子之苦寒直泻郁火，茵陈清热利湿，协同茯苓下达膀胱而利水，理义更明。然上述诸药，旨在去病。毕竟肝为将军之官，体阴用阳，祛邪属急务，但易损及肝阴，故以白芍一味，柔养肝木，酒炒不致留邪。宗上而治，则肝气得清，湿热难留，带亦自止。此傅氏所指，利湿清热，不能不问肝气之气意。

【运用】

1. **辨证要点** 临床以带下色青，甚则如绿豆汁，稠黏不断，其色腥臭，或兼胁胀，渴不欲饮，苔薄黄腻，脉濡为辨证要点。

2. **现代运用** 常用于治疗女性尿道综合征等症。

【方论精粹】

《傅青主女科·带下·青带（二）》："夫逍遥散之立法也，乃解肝郁之药耳，何以治青带若斯其神欤？盖湿热留于肝经，因肝气之郁也，郁则必逆，逍遥散最能解肝之郁与逆。郁逆之气既解，则湿热难留，而又益之以茵陈之利湿，栀子之清热，肝气得清，而青绿之带又何自来！此方之所以奇而效捷也。倘仅以利湿清热治青带，而置肝气于不问，安有止带之日哉！"

茯 苓

药 材 档 案

【别名】茯菟、松薯、茯灵、云苓。

【药材（饮片）特征】茯苓皮：为削下的茯苓外皮，形状大小不一。外面棕褐色至黑褐色，内面白色或淡棕色。质较松软，略具弹性。

茯苓块：为去皮后切制的茯苓，呈块片状，大小不一。白色、淡红色或淡棕色。

【性味归经】甘、淡、平。归心、肺、脾、肾经。

【功效主治】利水渗湿，健脾，宁心。用于水肿尿少，痰饮眩悸，脾虚食少，便溏泄泻，心神不安，惊悸失眠。

易黄汤

【方歌】

> 易黄白果与芡实，车前黄柏加薯蓣，
> 能消带下黏稠秽，补肾清热又祛湿。

【方源】 《傅青主女科·带下·黄带（二）》："夫黄带乃任脉之湿热也。任脉本不能存水，湿气安得而入化为黄带乎？不知带脉横生，通于任脉，任脉直上，走于唇齿，唇齿之间，原有不断之泉下贯于任脉以化精，使任脉无热气之绕，则口中之津液尽化为精，以入于肾矣。唯有热邪存于下焦之间，而反化湿也。……此乃不从水火之化，而从湿化也。……单治脾何能痊乎！法宜补任脉之虚，而济肾火之炎，则庶几，方用易黄汤。"

【组成】 山药（炒）、芡实（炒）各30克，黄柏（盐水炒）6克，车前子（酒炒）3克，白果（碎，十枚）12克。

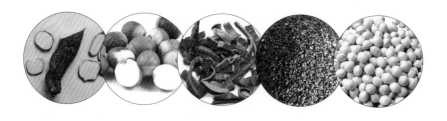

【用法】 水煎，连服四剂。

【功用】 补肾清热，祛湿止带。

【主治】 湿热带下。带下色黄，其气腥秽，舌红，苔黄腻者。

【方义方解】 肾与任脉相通，肾虚有热，损及任脉，气不化津，津液反化为湿，循经下注于前阴，故带下色黄、黏稠量多，其气腥秽。治宜固肾清热，祛湿止带。方中重用炒山药、炒芡实补脾益肾，固涩止带，《本草求真》曰：

"山药之补，本有过于芡实，而芡实之涩，更有胜于山药"，故共为君药。白果收涩止带，兼除湿热，为臣药。用少量黄柏苦寒入肾，清热燥湿；车前子甘寒，清热利湿，均为佐药。诸药合用，重在补涩，辅以清利，使肾虚得复，热清湿祛，则带下自愈。

君	山药	补脾固肾，又能收涩	诸药合用，共奏补肾清热、祛湿止带之功
	芡实	补脾，固涩强	
臣	白果	收涩止带	
佐	黄柏(盐水炒)	清热燥湿	
	车前子	盐水炒，清热燥湿利湿	

【运用】

1. 辨证要点　本方为治肾虚湿热带下的常用方。临床应用以带下色黄，其气腥秽，舌苔黄腻为辨证要点。

2. 加减变化　湿甚者，加土茯苓、薏苡仁以祛湿；热甚者，可加苦参、败酱草、蒲公英以清热解毒；带下不止，再加鸡冠花、墓头回以止带。

3. 现代运用　常用于治疗宫颈炎、阴道炎等属肾虚湿热下注者。

【方论精粹】

《傅青主女科·带下·黄带（三）》："夫黄带乃任脉之湿热也。……唯有热邪存于下焦之间，则津液不能化精，而反化湿也。……法宜补任脉之虚，而清肾火之炎，则庶几矣！……此不特治黄带方也，凡有带病者，均可治之，而治带黄者，功更奇也。盖山药、芡实专补任脉之虚，又能利水，加白果引入任脉之宫，更为便捷，所以奏功之速也。至于用黄柏，清肾中之火也。肾与任脉相通以相济，解肾中之火，即解任脉之热矣。"

利火汤

【方歌】

> 妇人黑带利火汤，黄连石膏知母藏，
> 栀子大黄术苓配，车前留行寄奴良。

【方源】 《傅青主女科·带下·黑带（四）》："妇人有带下而色黑者，甚则如黑豆汁，其气亦腥，所谓黑带也。夫黑带者，乃火热之极也。或疑火色本红，何以成黑？谓为下寒之极或有之。殊不知火极似水，乃假象也。其症必腹中疼痛，小便时如刀刺，阴门必发肿，面色必发红，日久必黄瘦，饮食必兼人，口中必热渴，饮以凉水，少觉宽快，此胃火太旺，与命门、膀胱、三焦之火合而熬煎，所以熬干而变为炭色，断是火热之极之变，而非少有寒气也。此等之症，不至发狂者，全赖肾水与肺金无病，其生生不息之气，润心济胃以救之耳，所以但成黑带之症，是火结于下而不炎于上也。治法惟以泻火为主，火热退而湿自除矣。方用利火汤。"

【组成】 大黄、茯苓、车前子（酒炒）、王不留行、黄连、栀子（炒）、刘寄奴各9克，白术15克（土炒），知母6克，石膏（煅）1.5克。

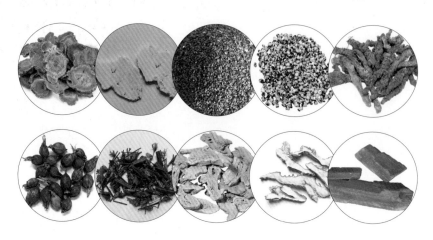

【用法】 水煎服。

【功用】 清热泻火利湿。

【主治】 火结于下，熏蒸水湿，妇人带下色黑，如黑豆汁，气腥，腹中疼痛，小便时如刀刺，阴门发肿，面色发红，久而黄瘦，饮食亢进，渴喜凉饮。

【方义方解】 方中栀子、黄连清热燥湿；知母与石膏相配清热泻火，石膏煅后尚有收敛之功；茯苓渗湿；车前子清热利湿；大黄泻火通便；白术健脾燥湿；王不留行、刘寄奴活血祛瘀。诸药配伍，因清热泻火利湿，故名"利火"，兼能活血化瘀，故本方对火热内盛，湿热下注，兼有瘀血所致之带下者，用之适宜。

【运用】

1. 辨证要点 本方以妇人带下、色黑甚则如黑豆汁、气腥臭、舌红苔黄厚、脉弦数为辨证要点。

2. 现代运用 用于治疗宫颈炎，阴道炎，宫颈糜烂，及生殖器肿瘤等病症。

3. 注意事项 肾阳不足，脾虚湿盛所致的带下，禁用本方。

【方论精粹】

《傅青主女科·带下·黑带（四）》："或谓此方过于迅利，殊不知火盛之时，用不得依违之法，譬如救火之焚，而少为迁缓，则火势延燃，不尽不止。今用黄连、石膏、栀子、知母一派寒凉之品，入于大黄之中，则迅速扫除。而又得王不留行与刘寄奴之利湿甚急，则湿与热俱无停住之机。佐白术以辅土，茯苓以渗湿，车前以利水，则火退水进，便成既济之封矣。"

清肝止淋汤

【方歌】

> 清肝止淋当归芍，生地丹柏大红枣，
> 黑豆牛膝香附配，亦可方中加阿胶。

【方源】 《傅青主女科·带下·赤带（五）》："妇人有带下而色红者，似血非血，淋漓不断，所谓赤带也。……治法须清肝火而扶脾气，则庶几可愈。方用清肝止淋汤。"

【组成】 白芍（醋炒）、当归（酒洗）各30克，生地黄（酒炒）15克，阿胶（白面炒）、粉丹皮各9克，黄柏、牛膝各6克，香附（酒炒）3克，大枣10枚，小黑豆30克。

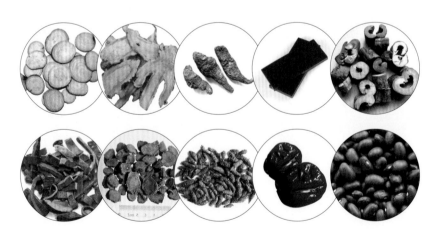

【用法】 水煎服。

【功用】 清肝凉血养血。

【主治】 妇人带下色红，似血非血，淋漓不断。

【方义方解】 方中黄柏、黑豆、茯苓清热解毒，利水除湿；香附、牡丹皮、牛膝理气活血止痛；当归、白芍养血柔肝，缓急止痛；生地黄、炒地榆凉血止血。全方共奏清热除湿、凉血止血之效。

【运用】

1. **辨证要点** 本方以带下淋漓不断、色红似血、舌质红、脉弦细数为辨证要点。

2. **加减变化** 出血期间，去当归、香附、牛膝，酌加茜草根、乌贼骨；带下量多者，酌加马齿苋、土茯苓；食欲不振或食后腹胀者；去生地黄、白芍，酌加厚朴、麦芽；大便不爽者，去当归、生地黄，酌加薏苡仁、白扁豆。

3. **现代运用** 用于治疗阴道炎，子宫内膜炎，宫颈糜烂等病症。

4. **注意事项** 脾虚湿盛，肾虚不固所致的带下，不宜使用本方。

【方论精粹】

《傅青主女科·带下·赤带（五）》："此方但主补肝之血，全不利脾之湿者，以赤带之为病，火重而湿轻也。夫火之所以旺者，由于血之衰，补血即足以制火。且水与血合而成赤带之症，竟不能辨其是湿非湿，则湿亦尽化而为血矣，所以治血则湿亦除，又何必利湿之多事哉！此方之妙，妙在纯于治血，少加清火之味，故奏功独奇。倘一利其湿，反引火下行，转难速效矣。或问曰：'先生前言助其脾土之气，今但补其肝木之血何也？'不知用芍药以平肝，则肝气行得舒，肝气舒自不克土，脾不受克，则脾土自旺，是平肝正所以扶脾耳，又何必加人参、白术之品，以致累事哉！"

══ 治鬼胎方 ══

荡鬼汤

【方歌】

> 荡鬼汤中当归参，大黄雷丸小桃仁，
> 牛膝红花丹厚朴，再加枳壳力更雄。

【方源】 《傅青主女科·鬼胎·妇人鬼胎（十三）》："妇人有腹似怀妊，终年不产，甚至二三年不生者，此鬼胎也。其人必面色黄瘦，肌肤消削，腹大如斗。……方用荡鬼汤。"

【组成】 人参、当归、大黄各30克，雷丸、川牛膝、红花、牡丹皮各9克，枳壳、厚朴各3克，小桃仁30粒。

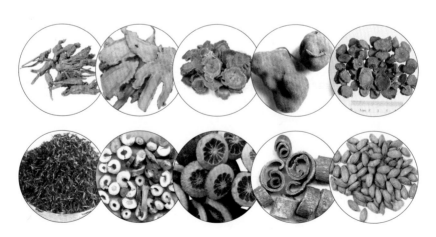

【用法】 水煎服。

【功用】 活血散结，破瘀消积，兼顾正气。

【主治】 妇人有腹似怀孕，终年不产，甚至二三年不生者。其人面色黄瘦，肌肤消削，腹大如斗。

【方义方解】 方中雷丸祛秽消积；牛膝、红花、桃仁、牡丹皮活血破瘀，消积散结；枳壳、厚朴行气以助血运，与活血药皆为行善攻之品；大黄荡涤积滞，使浊阴下达；人参、当归补气血，使邪去而正不伤。若单用雷丸、大黄以迅下之，必有气脱血崩之忧，防患于未然。诸药合用，秽除积散而正不伤。

【运用】

1. 辨证要点　本方是临床下死胎方之一，针对气滞血瘀之鬼胎而设，以孕期阴道不规则出血，紫暗有块，腹大异常，无胎动胎心，胸胁胀满，舌紫暗，脉涩或沉弦为辨证要点。

2. 加减变化　瘀滞重者，加三棱、莪术；积块较大难消者，加鳖甲、水蛭；疼痛较重者，加延胡索、香附、小茴香。

3. 现代运用　现代用治葡萄胎，侵蚀性葡萄胎属气滞血瘀者。也可用于妇科肿瘤的治疗。

4. 注意事项　气血虚弱之证，不能使用本方。

【方论精粹】

《傅青主女科·鬼胎·妇人鬼胎（十三）》："此方用雷丸以祛秽，又得大黄之扫除，用佐以厚朴、红花、桃仁等味，皆善行善攻之品，何邪之尚能留腹中而不尽逐下也哉！尤妙在用参、归以补气血，则邪去而正不伤。若单用雷丸、大黄以迅下，必有气脱血崩之患矣。倘或知是鬼胎，如室女寡妇辈，邪气虽盛而真气未漓，可用岐天师亲传霹雳散：红花半斤、大黄五两、雷丸三两，水煎服，亦能下鬼胎。然未免太于迅利，过伤气血，不若荡鬼汤之有益无损为愈也。在人临症时斟酌而善用之耳。"

荡邪散

【方歌】

> 荡邪散能祛邪气，当归桃仁与丹皮，
> 雷丸甘草共五味，室女鬼胎服之宜。

【方源】《傅青主女科·鬼胎·室女鬼胎（十四）》："女子有在家未嫁，月经忽断，腹大如妊，面色乍赤乍白，六脉乍大乍小。人以为血结经闭也，谁知是灵鬼凭身乎！夫人之身正，则诸邪不敢侵；其身不正，则诸邪来犯。或精神恍惚而梦里求亲，或眼目昏花而对面相狎，或假托亲属而暗处贪欢，可明言仙人而静地取乐，其始则惊诧为奇遇而不肯告人，其后则羞赧为淫亵而不敢告人。日久年深，腹大如斗，有如怀妊之状。……方用荡邪散。"

【组成】雷丸18克，桃仁60粒，当归、牡丹皮各30克，甘草12克。

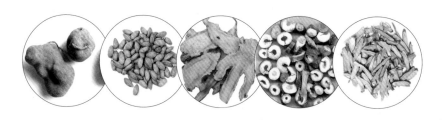

【用法】水煎服。

【功用】活血化瘀，攻逐祛邪。

【主治】室女鬼胎。月经忽断，腹大如妊，面色乍赤乍白，六脉乍大乍小。人以为血结经闭，或精神恍惚而梦里求亲，或眼目昏花而对面相狎，或假托亲属而暗处贪欢。

【方义方解】本方证为气血不足，加之邪思欲念在心，冲任滞逆、脉道壅瘀不行所致。气血不足，脉道滞逆，故见女子有在家未嫁，月经忽断，腹大如妊，面色乍赤乍白，六脉乍大乍小。治当祛邪扶正。方中雷丸、桃仁味苦，祛瘀活血；当归味甘苦，性温，具有补血活血的功效，牡丹皮味苦性凉，凉血以清瘀久所化之热，两药相配伍使瘀破而不伤正；甘草味甘性平，归脾和胃经，益气和中，调和诸药。诸药合用，共奏益气化瘀、攻逐浊邪之效。

【方论精粹】

《傅青主女科·鬼胎·室女鬼胎（十四）》："一身之精血，仅足以供腹中之邪，则邪日旺而正日衰，势必至经闭而血枯。后欲导其经，而邪据其腹，则经亦难通。欲生其血而邪食其精，则血实难长。医以为胎，而实非真胎。又以为瘕，而亦非瘕病。往往因循等待，不重可悲哉！治法似宜补正以祛邪，然邪不先祛，补正亦无益也。必须先祛邪而后补正，斯为得之。"

雷 丸
药 材 档 案

【别名】雷矢、竹苓、雷实、竹铃芝、竹林子、木连子。

【药材（饮片）特征】本品为类球形或不规则团块，直径 1～3 厘米。表面黑褐色或灰褐色，有略隆起的网状细纹，质坚实，不易破裂，断面不平坦，白色或浅灰黄色，似粉状或颗粒状，常有黄棕色大理石样纹理。气微，味微苦。嚼之有颗粒感，微带黏性，久嚼无渣。

断面色褐呈角质样者，不可供药用。

【性味归经】微苦，寒。归胃、大肠经。

【功效主治】杀虫消积。用于绦虫病，钩虫病，蛔虫病，虫积腹痛，小儿疳积。

调正汤

【方歌】

> 调正汤用补胃气，茯苓薏米及陈皮，
> 苍白二术能和胃，再加贝母善后宜。

【方源】 《傅青主女科·鬼胎·室女鬼胎（十四）》："一剂必下恶物半桶，再服调正汤治之。"

【组成】 白术、苍术、薏苡仁各 15 克，茯苓 9 克，陈皮、贝母各 3 克。

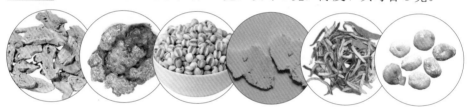

【用法】 水煎服。连服 4 剂。

【功用】 益气健脾，温养扶正。

【主治】 月经忽断，腹大如妊，面色乍赤乍白，六脉乍大乍小。

【方义方解】 此方重用白术益气健脾，苍术健脾温阳，二术相配脾气得充，气实而血自生，脾阳得温，阳旺则阴气难犯。茯苓健脾渗湿，能宣脾气之困，陈皮辛行温通，善理气健脾，贝母开郁下气，散结消痈，薏苡仁淡渗甘补，健脾护胃。诸药合用，具有益气健脾、温阳扶正之功，故正气得充，鬼气必不再侵。

【方论精粹】

《傅青主女科·鬼胎·室女鬼胎（十四）》："今既坠其鬼胎矣，自当大补其血，乃不补血而反补胃气，何故？盖鬼胎中人，其正气大虚可知，气虚则血必不能骤生，欲补血先补气，是补气而血自然生也。用二术以补胃阳，阳气旺则阴气难犯，尤善后之妙法也。倘重用补阴之品，则以阴招阴，吾恐鬼胎虽下，而鬼气未必不再侵，故必以补阳为上策，而血自随气而生也。"

白 术

药材档案

【别名】于术、山连、浙术、冬白术、山姜、天蓟。

【药材（饮片）特征】本品为不规则的肥厚团块，长 3 ~ 13 厘米，直径 1.5 ~ 7 厘米。表面灰黄色或灰棕色，有瘤状突起及断续的纵皱和沟纹，并有须根痕，顶端有残留茎基和芽痕。质坚硬不易折断，断面不平坦，黄白色至淡棕色，有棕黄色的点状油室散在；烘干者断面角质样，色较深或有裂隙。气清香，味甘、微辛，嚼之略带黏性。

【性味归经】苦、甘，温。归脾、胃经。

【功效主治】健脾益气，燥湿利水，止汗，安胎。用于脾虚食少，腹胀泄泻，痰饮眩悸，水肿，自汗，胎动不安。

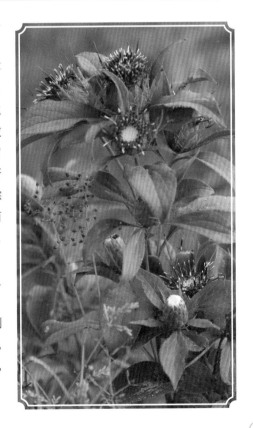

治血崩方

固本止崩汤

【方歌】

> 固本止崩熟地归，参术黑姜与黄芪，
> 血崩昏暗晕在地，急服此方解虚危。

【方源】 《傅青主女科·血崩·血崩昏暗（六）》："妇人有一时血崩，两目黑暗，昏晕在地，不省人事者，人莫不谓火盛动血也。然此火非实火，乃虚火耳。世人一见血崩，往往用止涩之品，虽亦能取效于一时，但不用补阴之药，则虚火易于冲击，恐随止随发，以致经年累月不能痊愈者有之。是止崩之药，不可独用，必须于补阴之中行土崩之法。方用固本止崩汤。"

【组成】 熟地黄（九蒸）、白术（土炒焦）各30克，黄芪（生用）、人参各9克，当归（酒洗）15克，黑姜6克。

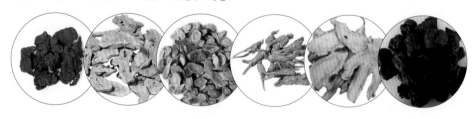

【用法】 水煎服。一剂崩止，十剂不再发。

【功用】 补气摄血，固冲止崩。

【主治】 血崩下血甚多，或淋漓不断，色淡红、无块，身困乏力，不思饮食，舌淡、苔薄白，脉细弱。

【**方义方解**】 崩漏由于劳伤，损伤脾气，气虚下陷统摄无权，冲任不固。方中人参、黄芪大补元气，升阳固本；白术健脾资血之源又统血归经；熟地黄滋阴养血，佐黑姜即可引血归经，更有补火温阳收敛之妙，且黄芪配当归含有"当归补血汤"之意，功能补血，熟地黄配当归一阴一阳补血和血。全方气血两补，使气壮固本以摄血，血生配气能涵阳。气充而血沛，阳生而阴长，冲脉得固，血崩自止。

【**运用**】

1. **辨证要点** 本方以经血突然暴下、崩中继而淋漓、气短乏力、面色㿠白、舌淡苔白、脉沉溺为辨证要点。

2. **加减变化** 脾虚甚者，白术加至30克，加山药、大枣；血虚者，加白芍、首乌、桑寄生；出血量多者，去当归，加乌贼骨、升麻；久漏不止者，加益母草、黑荆芥、木香。

3. **现代运用** 用于治疗功能性子宫出血、子宫肌瘤、月经不调、产后恶露不绝、上环后出血等症。

4. **注意事项** 阴虚火旺、心肝郁火、湿热偏盛者忌用。

【**方论精粹**】

《傅青主女科·血崩·血崩昏暗（六）》："方妙在全不去止血而唯补血，又不止补血而更补气，非惟补气而更补火。盖血崩而至于黑暗昏晕，则血已尽去，仅存一线之气，以为护持，若不急补其气以生血，而先补其血而遗气，则有形之血，恐不能遽生，而无形之气，必且至尽散，此所以不先补血而先补气也。然单补气则血又不易生；单补血而不补火，则血又必凝滞，而不能随气而速生。况黑姜引血归经，是补中又有收敛之妙，所以同补气补血之药并用之耳。"

加减当归补血汤

【方歌】

> 年老血崩补血汤，当归黄芪各一两，
> 三七为末用三钱，滋肾再加二钱桑。

【方源】 《傅青主女科·血崩·年老血崩（七）》："妇人有年老血崩者，其症亦与前血崩昏暗者同，人以为老妇之虚耳，谁知是不慎房帏之故乎！方用加减当归补血汤。"

【组成】 当归（酒洗）、黄芪（生用）各30克，三七根末9克，桑叶14片。

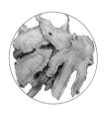 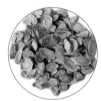 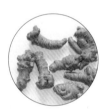 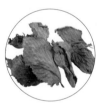

【用法】 水煎服。连服2～4剂。

【功用】 补血止血。

【主治】 妇人年老血崩。

【方义方解】 方中重用当归补血活血以止血，黄芪补气健脾通血，三七乃止血圣药，急止崩下之血，有止血而不留瘀的特点，佐以桑叶以滋肾阴又有收敛之功。《本草从新》中记载桑叶"滋燥、凉血、止血"，桑叶性凉，可清热凉血止血。全方共奏益气养血、收敛止血之功。

【方论精粹】

《傅青主女科·血崩·年老血崩（七）》："夫补血汤乃气血两补之神剂，三七根乃止血之圣药，加入桑叶者，所以滋肾之阴，又有收敛之妙。但老妇阴精既亏，用此方以止其暂时之漏，实有奇功。以补精之味尚少，不可责其永远之绩。服此四剂后，再增入白术五钱，熟地1两，山药四钱，麦冬三钱，北五味一钱。服百剂，则崩漏之根可除。"

当 归

药 材 档 案

【别名】云归、西当归、秦归、马尾归、岷当归。

【药材特征】本品略呈圆柱形，下部有支根3 ~ 5条或更多，长15 ~ 25厘米。表面黄棕色至棕褐色，具纵皱纹及横长皮孔样突起。根头（归头）直径1.5 ~ 4厘米，具环纹，上端圆钝，有紫色或黄绿色的茎及叶鞘的残基；主根（归身）表面凹凸不平；支根（归尾）直径0.3 ~ 1厘米，上粗下细，多扭曲，有少数须根痕。质柔韧，断面黄白色或淡黄棕色，皮部厚，有裂隙及多数棕色点状分泌腔，木部色较淡，形成层环黄棕色。有浓郁的香气，味甘、辛、微苦。

柴性大、干枯无油或断面呈绿褐色者不可供药用。

【性味归经】甘、辛，温。归肝、心、脾经。

【功效主治】补血活血，调经止痛，润肠通便。用于血虚萎黄，眩晕心悸，月经不调，经闭痛经，虚寒腹痛，风湿痹痛，肠燥便秘，跌仆损伤，痈疽疮疡。酒当归活血通经。用于经闭痛经，风湿痹痛，跌仆损伤。

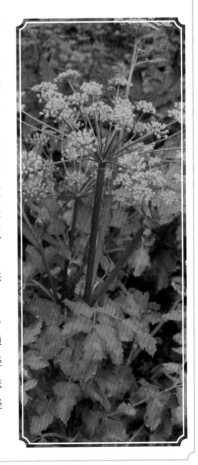

固气汤

【方歌】

> 固气止崩用四君，熟地当归与杜仲，
> 远志五味加山萸，气虚血崩皆堪用。

【方源】《傅青主女科·血崩·少妇血崩（八）》："有少妇甫娠三月，即倾血崩，而胎亦随堕，人以为挫闪受伤而致，谁知是行房不慎之过哉！治法自当以补气为主，而少佐以补血乏品，斯为得之。方用固气汤。"

【组成】人参30克，白术（土炒）、熟地黄（九蒸）各15克，当归（酒洗）、杜仲（炒黑）各10克，白茯苓、山茱萸（蒸）各6克，甘草、远志（去心）、五味子（炒）各3克。

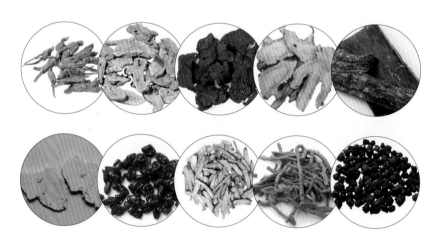

【用法】水煎服，一剂血止，十剂痊愈。

【功用】益肾健脾，养血安胎。

【主治】少妇妊娠三月，行房不慎，致伤元气，血崩胎堕。

【方义方解】 方中人参大补元气；白术、茯苓、甘草健脾益气，白术尚可安胎；杜仲补益肾气，固摄冲任；熟地黄、当归、山茱萸养血填精，滋养胎元；五味子、远志养心安神定志，交通心肾。诸药配伍，共奏益肾健脾、养血安胎之功。

【方论精粹】

《傅青主女科·血崩·少妇血崩（八）》："此方固气而兼补血。已去之血，可以速生，将脱之血，可以尽摄。凡气虚而崩漏者，此方最可通治，非仅治小产之崩。其最妙者，不去止血，而止血之味，含于补气之中也。"

人　参
药　材　档　案

【别名】黄参、地精、神草。

【药材特征】主根呈纺锤形或圆柱形，长3～15厘米，直径1～2厘米。表面灰黄色，上部或全体有疏浅断续的粗横纹及明显的纵皱，下部有支根2～3条，并着生多数细长的须根，须根上常有不明显的细小疣状突出。根茎（芦头）长1～4厘米，直径0.3～1.5厘米，多拘挛而弯曲，具不定根（芋）和稀疏的凹窝状茎痕（芦碗）。质较硬，断面淡黄白色，显粉性，形成层环纹棕黄色，皮部有黄棕色的点状树脂道及放射状裂隙。香气特异，味微苦、甘。

或主根多与根茎近等长或较短，呈圆柱形、菱角形或入字形，长1～6厘米。表面灰黄色，具纵皱纹，上部或中下部有环纹。支根多为2～3条，须根少而细长，清晰不乱，有较明显的疣状突起。根茎细长，少数粗短，中上部具稀疏或密集而深陷的茎痕。不定根较细，多下垂。

【性味归经】甘、微苦，微温。归脾、肺、心、肾经。

【功效主治】大补元气，复脉固脱，补脾益肺，生津养血，安神益智。用于体虚欲脱，肢冷脉微，脾虚食少，肺虚喘咳，津伤口渴，内热消渴，气血虚亏，久病虚羸，惊悸失眠，阳痿宫冷。

引精止血汤

【方歌】

> 引精止血地术参，芥穗山萸白茯苓，
> 车前黑姜黄柏引，交感出血自能凝。

【方源】 《傅青主女科·血崩·交感出血（九）》："妇人有一交合则流血不止者，虽不全于血崩之甚，而终年累月不得愈，未免血气两伤，久则恐有血枯经闭之忧。此等之病，成于经水正来之时交合，精冲血管也。夫精冲血管，不过一时之伤，精出宜愈，何以久而流红？不知血管最娇嫩，断不可以精伤。凡妇人受孕，必于血管已净之时，方保无虞。倘经水正旺，彼欲涌出而精射之，则欲出之血反退而缩入，既不能受精而成胎，势必至集精而化血。交感之际，淫气触动其旧日之精，则两相感召，旧精欲出，而血亦随之而出。治法须通其胞胎之气，引旧日日之集精外出，而益之以补气补精之药，则血管之伤，可以补完矣。方用引精止血汤。"

【组成】 人参、山茱萸（蒸）各15克，白术（土炒）、熟地黄（九蒸）各30克，黑姜3克，黄柏1.5克，茯苓（去皮）、荆芥穗（酒炒）、车前子各9克。

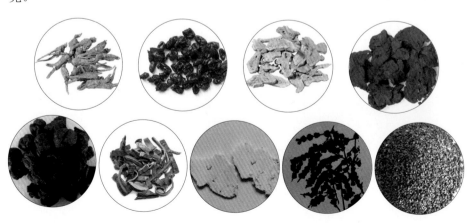

【用法】 水煎服。

【功用】 益气健脾，补肾止血。

【主治】 妇人交感血出。

【方义方解】 此方用参术以补气，用熟地黄、山茱萸以补精，精气既旺，则血管流通；加入茯苓、车前子以利水与窍，水利则血管益利；又加黄柏为引，直入血管之中，而引凤精于血管之外；荆芥穗引败血出于血管之内；黑姜以止血管之口。诸药合用，共奏益气健脾、补肾止血之功。

【方论精粹】

《傅青主女科·血崩·交感出血（九）》："此方用参、术以补气，用地、萸以补精，精气既旺，则血管流通；加入茯苓、车前以利水与窍，水利则血管亦利；又加黄柏为引，直入血管之中，而引凤精出于血管之外；芥穗引败血出于血管之内；黑姜以止血管之口。一方之中，实有调停曲折之妙，故能怯旧病而除陈苛。然必须慎房帏三月，破者始不至重伤，而补者始不至重损，否则不过取目前之效耳。其慎之哉！宜寡欲。"

车前子

药材档案

【别名】车前实、凤眼前仁、虾蟆衣子、猪耳朵穗子。

【药材（饮片）特征】本品呈椭圆形、不规则长圆形或三角状长圆形，略扁，长约2毫米，宽约1毫米。表面黄棕色至黑褐色，有细皱纹，一面有灰白色凹点状种脐。质硬。气微，味淡。

【性味归经】甘，寒。归肝、肾、肺、小肠经。

【功效主治】清热利尿通淋，渗湿止泻，明目，祛痰。用于热淋涩痛，水肿胀满，暑湿泄泻，目赤肿痛，痰热咳嗽。

平肝开郁止血汤

【方歌】

> 平肝开郁止血汤，归芍白术各一两，
> 地丹三七各三钱，柴草芥穗细酌量。

【方源】 《傅青主女科·血崩·郁结血崩（十）》："妇人有怀抱甚郁，口干舌渴，呕吐吞酸，而血下崩者，人皆以火治之，时而效，时而不效，其故何也？是不识为肝气之郁结也。夫肝主藏血，气结而血亦结，何以反至崩记？盖肝之性急，气结则其急更甚，更急则血不能藏，故崩不免也。治法宜以开郁为主，若徒开其郁，而不知平肝，则肝气大开，肝火更炽，而血亦不能止矣。方用平肝开郁止血汤。"

【组成】 白芍（醋炒）、白术（土炒）、当归（酒洗）各30克，牡丹皮、三七根（研末）、生地黄（酒炒）各9克，甘草、黑芥穗各6克，柴胡3克。

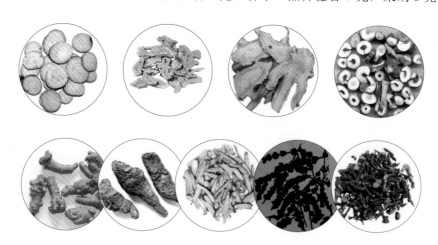

【用法】 水煎服。

【主治】 妇人肝气郁结，致患血崩，口干舌渴，呕吐吞酸。

【功用】 疏肝清热，凉血止血。

【方义方解】 方中重用白芍、当归养血平肝以解郁；白术以健脾统血；柴胡疏肝解郁；牡丹皮、生地黄清肝之郁火，凉血止血；三七、黑芥穗止血归经。诸药合用，共奏平肝解郁、清热止血之功。

【运用】

1. **辨证要点** 临床症见月经量多，或经期紊乱，伴胸胁少腹胀痛、心烦易怒、头晕头痛、舌干口渴、脉弦滑或弦数为辨证要点。

2. **加减变化** 如患者肝郁表现明显者，可酌加金铃子散、香附；若肝火炽盛，症见经血色深红、质稠、尿黄、大便干结、舌红苔黄者，在牡丹皮、生地黄的基础上酌加炒栀子、龙胆草、夏枯草等增强清泻肝火之功；若兼见肝经湿热症状，如苔黄腻、带下黄稠，宜加败酱草、黄柏清热燥湿止血；若肝阴虚明显者，可酌加枸杞子、麦冬滋阴养肝；若患者失血过多，血虚表现明显者，可酌加阿胶、龙眼肉增强养血之效；而对兼见少气懒言神疲者，可加太子参、黄芪以益气。

【方论精粹】

《傅青主女科·血崩·郁结血崩（十）》："方中妙在白芍之平肝，柴胡之开郁，白术利腰脐，则血无积住之虞。荆芥通经络，则血有归还之乐。丹皮又清骨髓之热。生地复清脏腑之炎。当归、三七于补血之中，以行止血之法，自然郁结散而血崩止矣。"

逐瘀止血汤

【方歌】

> 逐瘀止血归地丹，枳芍大黄桃龟甲；
> 经间出血紫黑块，祛瘀止血养阴痊。

【方源】 《傅青主女科·血崩·闪跌血崩（十一）》："妇人有升高坠落，或闪挫受伤，以致恶血下流，有如血崩之状者，若以崩治，非徒无益而又害之也。盖此症之状，必手按之而疼痛，久之则面色萎黄，形容枯槁，乃是瘀血作祟，并非血崩可出。倘不知解瘀而用补涩，则瘀血内攻，疼无止时，反致新血不得生，旧血无由化，死不能悟，岂不可伤哉！治法须行血以去瘀，活血以止疼，则血自止而愈矣。方用逐瘀止血汤。"

【组成】 生地黄（酒炒）30 克，大黄、龟甲（醋炙）、赤芍各 9 克，牡丹皮 3 克，当归、枳壳各 15 克，桃仁（泡，炒，研）10 粒。

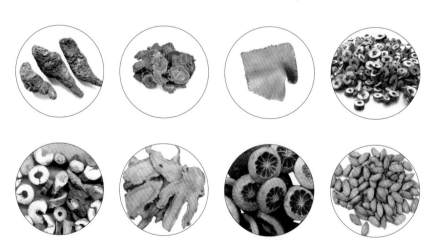

【用法】 水煎服。

【功用】 化瘀止血。

【主治】 闪跌血崩，唾血、呕血。

【方义方解】 方中当归、生地黄、赤芍养血和血，大黄、桃仁、牡丹皮活血祛瘀，龟甲养阴止血，枳壳行气散结。全方共用，有活血化瘀、养阴止血的作用。

【运用】

1. **辨证要点** 本方以出血量多、色紫暗有块、舌质紫有瘀点、脉涩为辨证要点。

2. **加减变化** 出血期间，去赤芍、当归，酌加三七、炒蒲黄；腹痛较剧者，酌加延胡索、香附；挟热者，酌加黄柏、知母。

3. **现代运用** 常用本方治疗经间期出血、崩漏、跌打损伤、骨折、呕血、唾血。

【方论精粹】

《傅青主女科·血崩·闪跌血崩（十一）》："一剂疼轻，二剂疼止，三剂血亦全止，不必再服矣。此方之妙，妙于活血之中，佐以下滞之品，故逐瘀如扫，而止血如神。或疑跌闪升坠，是由外而伤内，虽不比内伤之重，而既已血崩，则内之所伤，亦不为轻，何以只治其瘀而不顾气也？殊不知跌闪升坠，非由内伤以及外伤者可比。盖本实不拔，去其标病可耳，故曰急则治其标。"

大 黄
药 材 档 案

【别名】黄良、将军、肤如、川军、锦纹大黄。

【性味归经】苦，寒。归脾、胃、大肠、肝、心包经。

【功效主治】泻下攻积，清热泻火，凉血解毒，逐瘀通经，利湿退黄。用于实热积滞便秘，血热吐衄，目赤咽肿，痈肿疔疮，肠痈腹痛，瘀血经闭，产后瘀阻，跌打损伤，湿热痢疾，黄疸尿赤，淋证，水肿。外治水火烫伤。酒大黄善清上焦血分热毒，用于目赤咽肿，齿龈肿痛。熟大黄泻下力缓，泻火解毒，用于火毒疮疡。大黄炭凉血化瘀止血，用于血热有瘀出血症。

清海丸

【方歌】

> 清海丸中麦地丹，山药萸芍术味联，
> 石斛龙骨地骨皮，沙玄二参桑叶掺。

【方源】 《傅青主女科·血崩·血海太热血崩（十二）》："妇人有每行人道，经水即来，一如血崩，人以为胞胎有伤，触之以动其血也，谁知是子宫血海因太热而不固乎！夫子宫即在胞胎之下，而血海又在胞胎之上。血海者，冲脉也。冲脉太寒而血即亏，冲脉太热而血即沸，血崩之为病，正冲脉之火热也。然既由冲脉之热，则应常崩而无有止时，何以行人道而始来，果与肝木无恙耶？夫脾健则能摄血，肝平则能藏血。人未入房之时，君相二火，寂然不动，虽冲脉独热，而血亦不至外驰。及有人道之感，则子宫大开，君相火动，以热招热，同气相求，翕然齐动，以鼓其精房，血海泛滥，有不能止遏之势，肝欲藏之而不能，脾欲摄之而不得，故经水随交感而至，若有声应之捷，是唯火之为病也。治法必须滋阴降火，以清血海而和子宫，则终身之病，可半载而除矣。然必绝欲三月而后可。方用清海丸。"

【组成】 熟地黄（九蒸）、山茱萸（蒸）、白术（土炒）、白芍（酒炒）、干桑叶、玄参各 480 克，牡丹皮、山药（炒）、麦冬肉、地骨皮、沙参、石斛各 300 克，北五味（炒）、龙骨各 60 克。

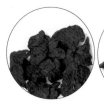 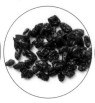 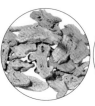 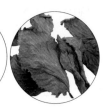

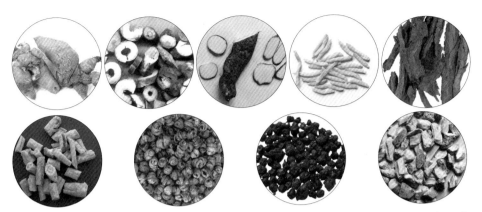

【用法】 上 14 味，各为细末，合一处，炼蜜丸桐子大，早晚每服 15 克，白滚水送下。

【功用】 滋阴养血，凉血止血。

【主治】 血热所致之崩漏，月经过多等症。

【方义方解】 此方以麦味地黄丸减茯苓、泽泻、加沙参、石斛、玄参、桑叶、白芍、地骨皮，此皆为清热养阴之品。白术健脾摄血，龙骨收敛止血。全方滋阴降火，补益肾、肝、脾而止血。

【方论精粹】

《傅青主女科·血崩·血海太热血崩（十二）》："此方补阴而无浮动之虑，缩血而无寒凉之苦，日计不足，月计有余，潜移默夺，子宫清凉，而血海自固。倘不揣其本而齐其末，徒以发灰、白矾、黄连炭、五倍子等药末，以外治其幽隐之处，则恐愈涩而愈流，终必至于败亡也。可不慎欤！"

【方名释义】 "海"，指血海，即冲脉。"冲脉者，为十二经之海"（《灵枢·海论》）。因冲脉是十二经气血会聚的要冲，有调节诸经气血的作用。其脉起于胞中，与妇女月经来潮关系密切，故有"太冲脉盛，月事以时下"之说。傅青主云："此方补阴而无浮动之虑，缩血而无寒凉之苦，日计不足，月计有余，潜移默夺，子宫清凉，而血海自固"。本方为治阴虚血热崩漏之剂，有清凉血海之意，故称"清海丸"。

调经方

清经散

【方歌】

> 清经散中牡丹皮，青蒿白芍与地骨，
> 茯苓黄柏熟地黄，清热凉血疗效殊。

【方源】 《傅青主女科·调经·经水先期（十五）》："妇人有先期经来者，其经甚多，人以为血热之极也，谁知是肾中水火太旺乎！夫火太旺则血热，水太旺则血多，此有余之病，非不足之症也，似宜不药有喜。但过于有余，则子宫太热，亦难受孕，更恐有烁干男精之虑，过者损之，谓非既济之道乎！然而火不可任其有余，而水断不可使之不足。治之法但少清其热，不必泄其水也。方用清经散。"

【组成】 牡丹皮、白芍各9克，地骨皮15克，熟地黄、青蒿各6克，茯苓3克，黄柏（盐水炒）1.5克。

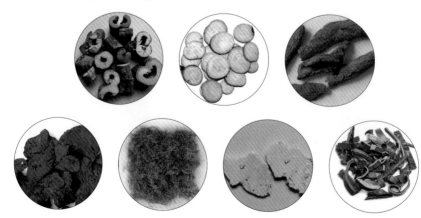

【用法】 水煎服。每日 1 剂，日服 2 次。

【功用】 清热凉血。

【主治】 月经先期、月经过多、色红或有块、舌质红、脉细数。

【方义方解】 热伏冲任，月经先期。故方用牡丹皮清经凉血；配以地骨皮、青蒿、黄柏泻虚火；白芍、熟地黄养血敛营；茯苓淡渗宁心。综观全方，使火平则血静，不致妄行，共奏清热凉血之功。

【运用】

1. **辨证要点** 主要用于治疗热伏冲任之证。临床应用以经行先期、月经过多、色红或有块、舌质红、脉细数为其辨证要点。

2. **加减变化** 若经末腹痛，加制香附、乌药；经来量多，加生熟蒲黄、茜草根；热甚，加知母。

3. **现代运用** 可用于月经先期、倒经、月经过多、行经期浮肿、下利等病症。

4. **注意事项** 若属气血虚弱不能摄血所致的月经先期等，不宜应用。

【方论精粹】

1.《傅青主女科·调经·经水先期（十五）》："此方虽是清火之品，然仍是滋水之味，火泄而水不与俱泄，损而益也。"

2. 程门雪《书种室歌诀二种》："先期量多，火旺而血热，可用清经散，重用青蒿、地骨皮、丹皮、黄柏清热凉血，泻有余之火；茯苓渗泄，导下焦之热；熟地、白芍滋阴敛阴，火不可任其有余，而水不可使其不足。"

两地汤

【方歌】

> 两地汤方地骨皮，胶芍冬地及玄参，
> 月经先期因虚热，清经凉血复滋阴。

【方源】 《傅青主女科·调经·经水先期（十五）》："又有先期经来只一、二点者，人以为血热之极也，惟知肾中火旺而阴水亏乎！夫同是先期之来，何以分虚实之异？盖妇人之经最难调，苟不分别细微，用药鲜克有效。先期者火气之冲，多寡者水气之验，故先期而来多者，火热而水有余也；先期而来少者，火热而水不足也。倘一见先期之来，俱以为有余之热，但泻火而不补水，或水火两泄之，有不更增其病者乎！治之法不必泻火，只专补水，水既足而火自消矣，亦既济之道也。方用两地汤。"

【组成】 生地黄（酒炒）、玄参各30克，白芍（酒炒）、麦冬各15克，地骨皮、阿胶各9克。

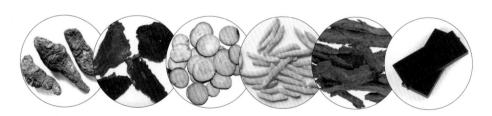

【用法】 水煎服。药煎好后，阿胶入药汁中烊化。

【功用】 滋阴清热。

【主治】 肾水不足，虚热内炽，月经先期，量少色红，质稠黏，伴有潮热、盗汗，咽干口燥，舌红苔少，脉细数无力者。

【**方义方解**】 方中生地黄、玄参、麦冬养阴滋液，凉血清热，地骨皮泻肾火，除骨蒸；阿胶、白芍养血益阴。配合成方，共奏滋阴补血、凉血清热之功。

【**运用**】

1. **辨证要点** 主要适应证为经行提前，量少（或可见多），色鲜红，质黏稠，舌红苔少或薄，脉细数无力，伴有两颧潮红，手足心热，或午后夜间潮热，夜寐梦扰，口干等症。

2. **加减变化** 若午后及夜间潮热，颧红，手足心热等症状明显的，应加白薇、生鳖甲、牡丹皮等以增加滋阴凉血清虚热的作用；若见肾阴亏虚，腰酸，头昏的，宜加桑寄生、杜仲、菟丝子、女贞子以补肾强腰。

3. **现代运用** 鼻衄、紫癜、崩漏等出血症；产后恶露不净（子宫复旧不全）；汗证（更年期自主神经功能紊乱）。凡属素体阴亏或其他原因所致的肾阴亏损，内生虚热者，均可应用，尤以络伤血动及逼津为汗者疗效为好。

【**方论精粹**】

1.《傅青主女科·调经·经水先期（十五）》："此方之用地骨、生地，能清骨中之热。骨中之热，由于肾经之热，清其骨髓，则肾气自清，而又不损伤胃气，此治之巧也。况所用诸药，又纯是补水之味，水盛而火自平，理也。此条与上条参观，断无误治先期之病矣。"

2. 程门雪《书种室歌诀二种》："经行先期量少，火热而水不足也，用《傅青主女科》两地汤。方用大生地一两，酒炒，配地骨皮清热而又养阴；麦冬、阿胶、白芍、玄参，均为滋阴之味，阴盛水旺则火自平，壮水之主以制阳光法也。"

温经摄血汤

> 温经摄血熟地芍，芎味柴术续断着，
> 加入肉桂祛寒气，经水后期效甚高。

【方源】 《傅青主女科·调经·经水后期（十六）》："妇人有经水后期而来多者，人以为血虚之病也，惟知非血虚乎！盖后期之多少，实有不同，不可执一而论。盖后期而来少，血寒而不足；后期而来多，血寒而有余。夫经本于肾，而其流五脏六腑之血皆归之，故经来而诸经之血尽来附益，以经水行而门启不遑迅阖，诸经之血乘其隙而皆出也，但血既出矣，则成不足。治法宜于补中温散之，不得曰后期者俱不足也。方用温经摄血汤。"

【组成】 熟地黄（九蒸）、白芍（酒炒）各 30 克，川芎（酒炒）、白术（土炒）、五味子 0.9 克，续断 3 克，柴胡、肉桂（去粗皮，研）各 1.5 克。

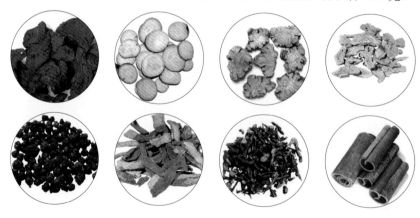

【用法】 水煎服。

【功用】 温肾养肝，调和气血，固摄冲任。

【主治】 冲任不摄，月经后期，量多色淡。

【方义方解】 经行后期而量多，显属冲任虚寒，盖后期属寒，量多属虚。方中熟地黄、炒白芍补肾养血；川芎活血；续断补肝肾，通行血脉，补而不滞，行而不泄。妙在肉桂、五味温摄冲任于下，白术、柴胡升散解郁于上。则非唯下元固摄有权，而附益下趋之血，得能散还诸经。其构思之巧，配伍之精，堪称上乘。

【运用】

1. **辨证要点** 临床以月经不依时而至，常自延后，经量或多或少，经色或深或浅，可伴恶寒、小腹冷痛，腰酸膝软，舌淡苔白，脉沉迟细弱为辨证要点。

2. **加减变化** 元气不足，加人参 3～6 克。

3. **现代运用** 不孕症（肝郁血瘀，宫寒不孕）。

【方论精粹】

1.《傅青主女科·调经·经水后期（十六）》："盖后期而来少，血寒而不足；后期而来多，血寒而有余。夫经本于肾，而其流五脏六腑之血皆归之，故经来而诸经之血尽来附益，以经水行而门启，不遑迅阖，诸经之血乘其隙而皆出也。但血既出矣，则成不足。治法宜于补中温散之，不得曰后期者俱不足也。此方大补肝肾脾之精与血，加肉桂以祛其寒，柴胡以解其郁，是补中有散，而散不耗气，补中有泄，而泄不损阴，所以补之有益，而温之收功。此调经之妙药也，而摄血之仙丹也。凡经来后期者，俱可用。倘元气不足，加人参一二钱亦可。"

2. 程门雪《书种室歌诀二种》："经水后期，为经水超过三旬而后来，多属肾中虚寒。后期而多者，为冲任不摄，门启不遑迅阖，诸经之血尽来附益之，乘隙下趋不能自还之故也。治以温经摄血汤。方中用四物去当归，以当归能使胞宫充血，非经水来多者所宜，加续断以大补肝肾精血；肉桂、五味子温摄冲任于下；白术、柴胡升散解郁于上，使血散还于诸经，方中地芍滋补肝肾宜重，柴桂升散温摄宜轻，倘元气不足可加人参以益气。全方补中有散、温中有摄，制方选药可谓精矣。"

定经汤

【方歌】

> 定经汤用归地芍，菟丝茯苓及山药，
> 柴胡芥穗疏肝气，月经无定服之好。

【方源】 《傅青主女科·调经·经水先后无定期（十七）》："妇人有经来断续，或前或后无定期，人以为气血之虚也，谁知是肝气之郁结乎！夫经水出诸肾，而肝为肾之子，肝郁则肾亦郁矣；肾郁而气必不宣，前后之或断或续，正肾之或通或闭耳；或曰肝气郁而肾气不应，未必至于如此。殊不知子母关切，子病而母必有顾复之情，肝郁而肾不无缱绻之谊，肝气之或开或闭，即肾气之或去或留，相因而致，又何疑焉。治法宜舒肝之郁，即开肾之郁也，肝肾之郁既开，而经水自有一定之期矣。方用定经汤。"

【组成】 酒炒菟丝子、酒炒白芍、酒洗当归各 30 克，熟地黄（九蒸）、柴胡、山药各 15 克，白茯苓 9 克，荆芥穗（炒黑）6 克。

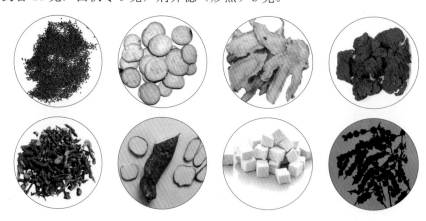

【**用法**】 水煎服，每日1剂。日服2次。

【**功用**】 舒肝补肾，养血调经。

【**主治**】 肝肾气郁，经来断续，或前或后，行而不畅，有块，色正常，少腹胀痛，或乳房胀痛连及两胁。

【**方义方解**】 方中柴胡、炒荆芥疏肝解郁；当归、白芍养血柔肝；熟地黄、菟丝子补肾而益精血；山药、茯苓健脾生血。全方舒肝肾之郁气，补肝肾之精血，肝气舒而肾精旺，气血疏泄有度，血海蓄溢正常，月经自无先后不调之虞。

【方论精粹】

《傅青主女科·调经·经水先后无定期（十七）》："此方舒肝肾之气，非通经之药也，补肝肾之精，非利水之品也。肝肾之气舒而精通，肝肾之精旺而水利，不治之治，正妙于治也。"

菟丝子

药材档案

【别名】巴钱天、豆寄生、萝丝子、豆须子、黄鳝藤、金黄丝子。

【药材特征】本品呈类球形，直径1～1.5毫米。表面灰棕色或黄棕色。具细密突起的小点，一端有微凹的线形种脐。质坚实，不易以指甲压碎。气微，味淡。

【性味归经】辛、甘，平。归肾、肝、脾经。

【功效主治】补益肝肾，固精缩尿，安胎，明目，止泻；外用消风祛斑。用于肝肾不足，腰膝酸软，遗尿尿频，阳痿遗精，肾虚胎漏，胎动不安，目昏耳鸣，脾肾虚泻；外治白癜风。

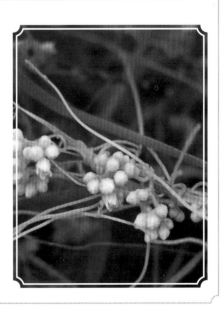

助仙丹

【方歌】

> 助仙丹用陈茯苓，菟丝山药芍术匀，
> 杜仲甘草共合方，妙法通经气血充。

【方源】 《傅青主女科·调经·经水数月一行（十八）》："妇人有数月一行经者，每以为常，亦无或先或后之异，亦无或多或少之殊，人莫不以为异，而不知非异也。盖无病之人，气血两不亏损耳。夫气血既不亏损，何以数月而一行经也？妇人之中，亦有天生仙骨者，经水必一季一行。盖以季为数，而不以月为盈虚也。真气内藏，则坎中之真阳不损，倘加以炼形之法，一年之内，便易飞腾。无如世人不知，见经水不应月来，误认为病，妄用药饵，本元病而治之成病，是治反不如其不治也。山闻异人之教，特为阐扬，使世人见此等行经，不必妄行治疗，万勿疑为气血之不足，而轻一试也。虽然天生仙骨之妇人，世固不少。而嗜欲损夭之人，亦复甚多，又不可不立一疗救之方以辅之，方名助仙丹。"

【组成】 白茯苓、陈皮各15克，白术（土炒）、白芍（酒炒）、山药（炒）各9克，菟丝子（酒炒）6克，杜仲（炒黑）、甘草各3克。

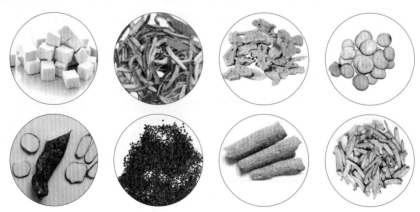

【用法】 水煎服。

【功用】 健脾益肾，解郁清痰。

【主治】 妇人气血不亏，经水数月一行。

【方义方解】 方中白术、山药、甘草补脾土以资化源，菟丝子、白芍、杜仲益肾而无滋腻之弊，茯苓、陈皮理气化痰。诸药共奏健脾益肾、解郁清痰、生精益血之功。

【方论精粹】

《傅青主女科·调经·经水数月一行（十八）》："此方平补之中，实有妙理。健脾益肾而不滞，解郁清痰而不泄，不损天然之气血，便是调经之大法，何得用他药以冀通经哉！"

陈 皮

药 材 档 案

【别名】橘皮、红皮、广橘皮、橘子皮。

【药材特征】陈皮：常剥成数瓣，基部相连，有的呈不规则的片状，厚1～4毫米。外表面橙红色或红棕色，有细皱纹及凹下的点状油室；内表面浅黄白色，粗糙，附黄白色或黄棕色筋络状维管束。质稍硬而脆。气香，味辛、苦。

广陈皮：常3瓣相连，形状整齐，厚度均匀，约1毫米。点状油室较大，对光照视，透明清晰。质较柔软。

【性味归经】辛、苦，温。归肺、脾经。

【功效主治】理气健脾，燥湿化痰。用于胸脘胀满，食少吐泻，咳嗽痰多。

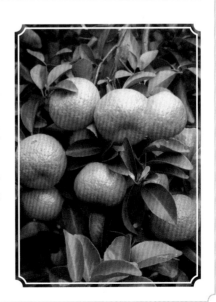

安老汤

【方歌】

> 安老参术与黄芪，当归熟地山茱萸，
> 阿胶芥穗木耳炭，香附甘草服之宜。

【方源】 《傅青主女科·调经·年老经水复行（十九）》："妇人有年五十外或六七十岁忽然行经者，或下紫血块、或如红血淋，人或谓老妇行经，是还少之象，谁知是血崩之渐乎！夫妇人至七七之外，天癸已竭，又不服济阴补阳之药，如何能精满化经，一如少妇。然经不宜行而行者，乃肝不藏脾不统之故也，非精过泄而动命门之火，即气郁甚而发龙雷之炎，二火交发，而血乃奔矣，有似行经而实非经也。此等之症，非大补肝脾之气与血，而血安能骤止。方用安老汤。"

【组成】 人参、生黄芪、熟地黄各30克，炒白术、当归、山茱萸各15克，阿胶9克，生甘草3克，黑芥穗、香附、木耳炭各6克。

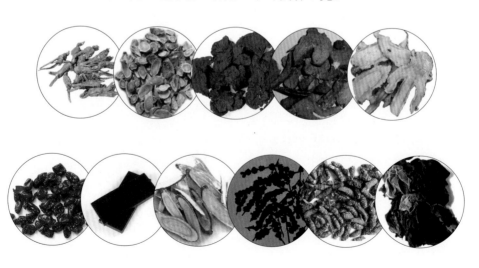

【用法】 每日 1 剂，水煎，分早、晚 2 次温服。

【功用】 益脾补肝，育阴止漏。

【主治】 妇人肝脾两虚，肾水不足，症见年老经水复行，或下紫血块，或如血淋，泄漏不止，血量时多时少，有似行经而实非月经，面色萎黄，气短懒言，头晕，胸闷叹息，苔薄白，舌质红，脉细弦数。

【方义方解】 此方重用参、芪、熟地黄，补气添精以摄血；辅以白术、当归、山茱萸、阿胶养血健脾，使血有统藏之舍；芥穗炭、木耳炭，皆止血归经之妙品；香附量少以疏肝解郁；甘草助参、术补脾益气。全方共奏大补肝、脾、肾之血，而解郁止血之功。

【运用】

1. **辨证要点** 临床以年老经断复来，所下多紫血块为辨证要点。

2. **加减变化** 肝气偏盛，左脉弦劲者，加炒白芍、生龙牡养阴平肝；胸胁不舒者，加柴胡、苏根疏肝理气；失眠心悸者，加远志、桂圆肉、五味子安神定志；出血量多者，加三七，并加重黑芥穗之量以止血归经。

3. **现代运用** 用于治疗生殖道炎症，子宫内膜息肉所致的绝经后子宫出血，见上述症状者。

4. **注意事项** 本方为肝脾两虚，肾水不足，年老而经水再行所设。绝经后子宫出血因湿热，瘀毒者，不宜使用本方。

【方论精粹】

《傅青主女科·调经·年老经水复行（十九）》："此方补益肝脾之气，气足自能生血而摄。尤妙大补肾水，水足而肝气自舒，肝舒而脾自得养，肝藏之而脾统之，又安有泄漏者，又何虑其血崩哉！"

加味四物汤

【方歌】

> 加味四物用丹皮，柴草白术元胡宜，
> 肝气不舒恶风寒，血和风散经自齐。

【方源】《傅青主女科·调经·经水忽来忽断时疼时止（二十）》："妇人有经水忽来忽断，时疼时止，寒热往来者，人以为血之凝也，谁知是肝气不舒乎！夫肝属木而藏血，最恶风寒。妇人当行经之际，腠理大开，适逢风之吹寒之袭，则肝气为之闭塞，而经水之道路亦随之而俱闭，由是腠理经络，各皆不宣，而寒热之作，由是而起。其气行于阳分则生热，其气行于阴分则生寒，然此犹感之轻者也。倘外感之风寒更甚，则内应之热气益深，往往有热入血室，而变为如狂之症。若但往来寒热，是风寒未甚而热未深耳。治法宜补肝中之血，通其郁而散其风，则病随手而效，所谓治风先治血，血和风自灭，此其一也。方用加味四物汤。"

【组成】 熟地黄（九蒸）30克，白芍（酒炒）、当归（酒洗）、白术（土炒）各15克，川芎（酒洗）、粉丹皮各9克，延胡索（酒炒）、甘草、柴胡各3克。

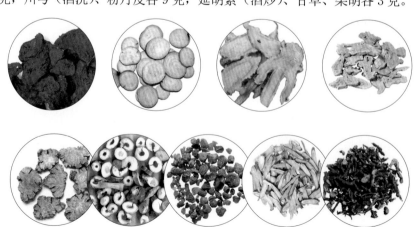

【用法】 水煎服。

【功用】 补肝之血，通郁散风。

【主治】 妇人经水忽来忽断，时疼时止，寒热往来者。

【方义方解】 方中以四物汤温补肝血，畅通血行，旨在养血灭风；柴胡舒畅肝胆气机，祛风寒出少阳；牡丹皮宣泄里热，兼能行滞活血；配延胡索之辛温利腰脐，理气活血止痛；白术、甘草温补中气，作培土升木之功。诸药同用，有补血调血止痛、祛风寒除寒热之效。

【方论精粹】

《傅青主女科·调经·经水忽来忽断时疼时止（二十）》："此方用四物以滋脾胃之阴血，用柴胡、白芍、丹皮以宣肝经之风郁，用甘草、白术、元胡以利腰脐而和腹疼。入于表里之间，通乎经络之内，用之得宜，自奏功如响也。"

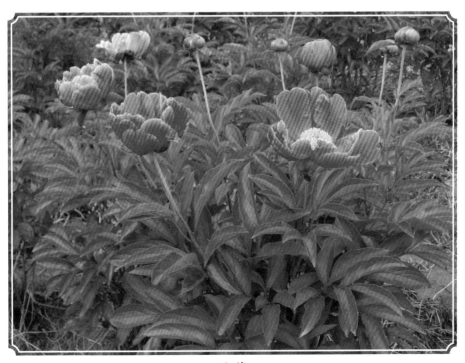

白芍

宣郁通经汤

【方歌】

> 宣郁通经治肝郁，归芍丹皮炒栀子，
> 柴胡黄芩及香附，甘草郁金白芥子。

【方源】 《傅青主女科·调经·经水未来腹先疼（二十一）》："妇人有经前腹疼数日，而后经水行者，其经来多是紫黑块，人以为寒极而然也，谁知是热极而火不化乎！夫肝属木，其中有火，舒则通畅，郁则不扬，经欲行而肝不应，则抑拂其气而疼生。然经满则不能内藏，而肝中之郁火焚烧，内逼经出，则其火亦因之而怒泄。其紫黑者，水火两战之象也。其成块者，火煎成形之状也。经失其为经者，正郁火内夺其权耳。治法似宜大泄肝中之火，然泄肝之火，而不解肝之郁，则热之标可去，而热之本未除也，其何能益！方用宣郁通经汤。"

【组成】 白芍（酒炒）、当归（酒洗）、牡丹皮各 15 克，栀子（炒）9 克，白芥子（炒研）6 克，柴胡、香附（酒炒）、川郁金（醋炒）、黄芩（酒炒）、生甘草各 3 克。

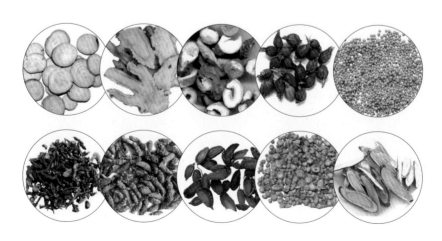

【用法】 水煎，连服四剂。

【功用】 疏肝泻火，理气调经。

【主治】 妇女经前腹痛，少腹为甚，经来多紫黑瘀块者。

【方义方解】 方中归、芍养血，丹、栀清血，香附解气分之郁，郁金解血分之郁，芥子、柴胡和表以达外，黄芩、甘草和中以清内。调经药多温通，此则清通。

【运用】

1. **辨证要点** 临床以月经多表现为先后不定期、经行不畅、少腹作胀、乳房胀痛、胸胁胀闷、脉弦为辨证要点。

2. **加减变化** 如胀痛甚者，可加台乌药、沉香等行气之品；如刺痛明显者，可加蒲黄、五灵脂等活血止痛之品。

【方论精粹】

1.《傅青主女科·调经·经水未来腹先疼（二十一）》："妇人有经前腹痛数日，而后经水行者，其经来多是紫黑块，人以为寒极而然也，谁知是热极而火不化乎！夫肝属木，其中有火，舒则通畅，郁则不扬，经欲行而肝不应，则抑拂其气而疼生。然经满则不能内藏，而肝中之郁火焚烧，内逼经出，则其火亦因之而怒泄。其紫黑者，水火两战之象也；其成块者，火煎成形之状也。经失其为经者，正郁火内夺其权耳。治法似宜大泄肝中之火，然泄肝之火，而不解肝之郁，则热之标可去，而热之本未除也，其何能益。此方补肝之血而解肝之郁，利肝之气而降肝之火，所以奏功之速。"

2. 程门雪《书种室歌诀二种》："凡经行腹中胀痛，必痛二三日而后经来，其经多是紫黑块，俗名痛经，月月如此，室女少妇极多此症。月月如此，可知非受寒而然，纵初起受寒，日久寒亦化热，块之紫黑可征也；又痛经多病于少妇室女，年事正强之体，可知非虚也。此方治经行先痛，经行色黑有块，可见是火热郁痛无疑。以苦寒止痛，大有眼光。非泥古之士所能解也。丹皮、栀子清肝，当归、白芍柔肝，用量均较重，各五钱，配合柴胡、川郁金、香附疏肝，黄芩降火而助清肝之力，白芥子散结助疏肝之功，则宣郁而通经。本方治痛经甚效，以其补肝血，解肝郁，利肝气，面面俱到，故妙，余意清气火既有丹皮、栀子，则黄芩、生草二味似可去也。"

调肝汤

【方歌】

> 经后腹痛调肝汤，山药阿胶草萸当，
> 白芍巴戟共七味，疏肝止痛效非常。

【方源】 《傅青主女科·调经·行经后少腹疼痛（二十二）》："妇人有少腹疼于行经之后者，人以为气血之虚也，谁知是肾气之涸乎！大经水者，乃天一之真水也，满则溢而虚则闭，亦其常耳，何以虚能作疼哉？盖肾水一虚则水不能生木，而肝木必克脾土，木土相争，则气必逆，故尔作疼。治法必须以舒肝气为主，而益之以补肾之味，则水足而肝气益安，肝气安而逆气自顺，又何疼痛之有哉！方用调肝汤。"

【组成】 山药（炒）15克，阿胶（白面炒）、当归（酒洗）、白芍（酒炒）、山茱萸（蒸熟）各9克，巴戟天（盐水浸）、甘草各3克。

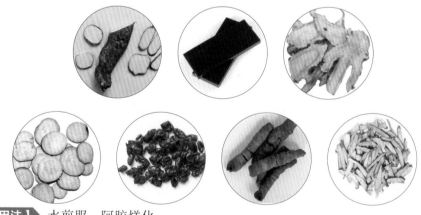

【用法】 水煎服，阿胶烊化。

【功用】 补益肾水，平调肝气。

【主治】 肝肾阴血不足，经来量少、色淡，经行或经后小腹作痛，腰膝酸软；或有潮热，或耳鸣，脉细弱。

【方义方解】 方中山茱萸益精气、养肝肾，巴戟天温肾益冲任；当归、白芍、阿胶养血补肝；山药健脾益肾；甘草合芍药、山茱萸，酸甘化阴，助山药以健化源。全方共收调补肝肾之功。

【运用】

1. **辨证要点** 本方以经行或经后腰膝酸软、小腹隐痛、脉细弱为辨证要点。

2. **加减变化** 如见少腹两侧或两胁胀痛，加香附、川楝子、廷胡索；痛及腰骶，加续断、杜仲；寒凝气滞，加橘核、小茴香、郁金；纳呆，加麦芽、木香；耳鸣，加磁石、枸杞子；气虚，加党参、黄芪；潮热，加生地黄、麦冬、玄参。

3. **现代运用** 常用本方治疗不孕症、痛经、月经不调、闭经、功能性子宫出血、男性不育症、慢性肝炎等。

【方论精粹】

《傅青主女科·调经·行经后少腹疼痛（二十二）》："此方平调肝气，既能转逆气，又善止郁疼。经后之症，以此方调理最佳。不特治经后腹疼之症也。"

山 药
药 材 档 案

【别名】山芋、薯蓣、玉延、土薯、怀山药、薯药。

【药材特征】本品略呈圆柱形，弯曲而稍扁，长 15 ~ 30 厘米，直径 1.5 ~ 6 厘米。表面黄白色或淡黄色，有纵沟、纵皱纹及须根痕，偶有浅棕色外皮残留。体重，质坚实，不易折断，断面白色，粉性。气微，味淡、微酸，嚼之发黏。光山药呈圆柱形，两端平齐，长 9 ~ 18 厘米，直径 1.5 ~ 3 厘米。表面光滑，白色或黄白色。

【性味归经】甘，平。归脾、肺、肾经。

【功效主治】补脾养胃，生津益肺，补肾涩精。用于脾虚食少，久泻不止，肺虚喘咳，肾虚遗精，带下，尿频，虚热消渴。麸炒山药补脾健胃，用于脾虚食少，泄泻便溏，白带过多。

顺经汤

【方歌】

> 顺经四物去川芎，芥穗丹皮沙茯苓，
> 或加茜草怀牛膝，顺气降逆不倒经。

【方源】 《傅青主女科·调经·经前腹疼吐血（二十三）》："妇人有经未行之前一二日忽然腹疼而吐血，人以为火热之极也，谁知是肝气之逆乎！夫肝之性最急，宜顶而不宜逆，顺则气安，逆则气动。血随气为行止，气安则血安，气动则血动，亦勿怪其然也。或谓经逆在肾不在肝，何以随血妄行，竟至从口上出也，是肝不藏血之故乎？抑肾不纳气而然乎？殊不知少阴之火急如奔马，得肝火直冲而上，其势最捷，反经而为血，亦至便也，正不必肝不藏血，始成吐血之症，但此等吐血与各经之吐血有不同者。盖各经之吐血，由内伤而成，经逆而吐血，乃内溢而激之使然也，其症有绝异，而其气逆则一也。治法似宜平肝以顺气，而不必益精以补肾矣。虽然，经逆而吐血，虽不大损夫血，而反复颠倒，未免太伤肾气，必须于补肾之中，用顺气之法始为得当。方用顺经汤。"

【组成】 当归（酒洗）、熟地黄（九蒸）、牡丹皮各15克，白芍（酒炒）6克，白茯苓、沙参、黑芥穗各9克。

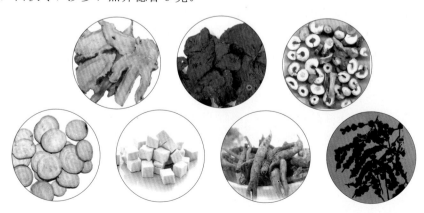

【用法】 水煎服。

【功用】 补肾清肝。

【主治】 妇人肾阴不足，肝气上逆，经前一二日，忽然腹痛而吐血。

【方义方解】 方中沙参养阴润肺；熟地黄、白芍、当归养血调经；牡丹皮、黑芥穗滋阴降火，凉血止血；茯苓健脾益肺。全方使阴液足而虚火清，肺燥除则吐衄自止。

【运用】

1. **辨证要点** 临床以经前或经期吐血、衄血，量少，色鲜红，头晕耳鸣，手足心热，潮热干咳，咽干口渴，月经量少，或无月经，颧赤唇红，舌红或绛，苔花剥或无苔，脉细数为辨证要点。

2. **现代运用** 常用于治疗鼻衄等症。

【方论精粹】

《傅青主女科·调经·经前腹疼吐血（二十三）》："此方于补肾调经之中，而用引血归经之品，是和血之法，实寓顺气之法也。肝不逆而肾气自顺，肾气既顺，又何经逆之有哉！"

白 芍

药 材 档 案

【别名】白芍药、金芍药。

【药材特征】本品呈圆柱形，平直或稍弯曲，两端平截，长5～18厘米，直径1～2.5厘米。表面类白色或淡红棕色，光洁或有纵皱纹及细根痕，偶有残存的棕褐色外皮。质坚实，不易折断，断面较平坦，类白色或微带棕红色，形成层环明显，射线放射状。气微，味微苦、酸。

【性味归经】苦、酸，微寒。归肝、脾经。

【功效主治】养血调经，敛阴止汗，柔肝止痛，平抑肝阳。用于血虚萎黄，月经不调，自汗，盗汗，胁痛，腹痛，四肢挛痛，头痛眩晕。

温脐化湿汤

【方歌】

> 温脐化湿白术君，山药扁豆白茯苓，
> 巴戟白果建莲子，调经种子效堪珍。

【方源】 《傅青主女科·调经·经水将来脐下先疼痛（二十四）》："妇人有经水将来三五日前而脐下作疼，状如刀刺者，或寒热交作，所下如黑豆汁，人莫不以为血热之极，谁知是下焦寒湿相争之故乎！夫寒湿乃邪气也。妇人有冲任之脉，居于下焦。冲为血海，任主胞胎，为血室，均喜正气相通，最恶邪气相犯。经水由二经而外出，而寒湿满二经而内乱，两相争而作疼痛，邪愈盛而正气日衰。寒气生浊，而下如豆汁之黑者，见北方寒水之象也。治法利其湿而温其寒，使冲任无邪气之乱，脐下自无疼痛之疚矣。方用温脐化湿汤。"

【组成】 白术（土炒）30克，山药（炒）、巴戟肉（盐水浸）各15克，白茯苓、扁豆（炒，捣）各9克，白果10枚（捣碎），莲子（不去心）30枚。

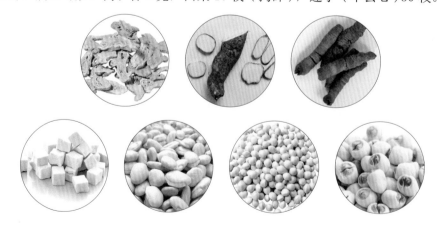

【用法】 水煎服。须在月经未来前十日服之。四剂而邪气去，经水调，兼可种子。

【功用】 利湿散寒，温通经脉。

【主治】 妇人下焦寒湿相争，经水将来三五日前脐下疼痛，状如刀刺者，或寒热交作，所下如黑豆汁，及不孕症等。

【方义方解】 方中重用白术为君，以崇土化湿，而利腰脐间之血气，佐茯苓淡渗利湿，巴戟天温煦血海，白果温化湿浊共通任脉，扁豆、山药、莲子利湿而健固冲脉。诸药合用，则"所以寒湿扫除，而经水自调"。

【运用】

1. **辨证要点** 临床以经前少腹痛，得温痛减，遇寒则甚，恶寒足冷，带白质稀，或所下如黑豆汁为辨证要点。

2. **加减变化** 《黄绳武妇科经验集》用本方若再加泽兰、香附二味，芳香化浊，而兼调气血，则更较合拍。

【方论精粹】

《傅青主女科·调经·经水将来脐下先疼痛（二十四）》："此方君白术以利腰脐之气。用巴戟、白果以通任脉。扁豆、山药、莲子以卫冲脉，所以寒湿扫除而经水自调，可受妊矣。倘疑腹疼为热疾，妄用寒凉，则冲任虚冷，血海变为冰海，血室反成冰室，无论难于生育，而疼痛之止，又安有日哉！"

巴戟天
药材档案

【别名】鸡肠风、兔儿肠、巴戟、三角藤、鸡眼藤。

【药材特征】本品为扁圆柱形，略弯曲，长短不等，直径0.5～2厘米。表面灰黄色或暗灰色，具纵纹及横裂纹，有的皮部横向断离露出木部；质韧，断面皮部厚，紫色或淡紫色，易与木部剥离；木部坚硬，黄棕色或黄白色，直径1～5毫米。气微，味甘而微涩。

【性味归经】辛、甘，微温。归肾、肝经。

【功效主治】补肾阳，强筋骨，祛风湿。用于阳痿遗精，宫冷不孕，月经不调，少腹冷痛，风湿痹痛，筋骨痿软。

加减四物汤

经水过多行复行，面黄体倦色不荣。
病非血热有余故，血不归经此病生。
加减四物地芍并，归芎白术与黑荆。
山萸续断生甘草，数服血自归经中。

【方源】 《傅青主女科·调经·经水过多（二十五）》："妇人有经水过多，行后复行，面色萎黄，身体倦怠，而困乏愈甚者，人以为血热有余之故，谁知是血虚而不归经乎！失血旺始经多，血虚当经缩。今日血虚而反多经多，是何言欤？殊不知血归于经，虽旺而经亦不多。血不归经，虽衰而经亦不少，世之人见经水过多，谓是血之旺也，此治之所以多错耳。倘经多果是血旺，自是健壮之体，须当一行即止，精力如常，何至一行后而再行，而困乏无力耶！惟经多是血之虚，故再行而不胜其困乏，血损精散，骨中髓空，所以不能色华于面也。治法宜大补血而引之归经，又安有行后复行之病哉！方用加减四物汤。"

【组成】 熟地黄（九蒸）30克，白芍（酒炒）、黑芥穗、山茱萸（蒸）各9克，当归（酒洗）、白术（土炒）各15克，川芎（酒洗）6克，续断、甘草各3克。

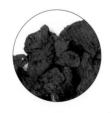 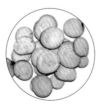 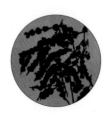 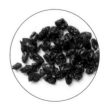

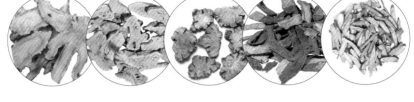

【用法】 水煎服。4剂而血归经。10剂之后，加人参9克，再服10剂，下月行经，适可而止矣。

【功用】 养血益气，摄血调经。

【主治】 妇女血虚，经水过多，行后复行，面色萎黄，身体倦怠，而困乏愈甚者。

【方义方解】 方中四物乃补血养阴调经，加白术健脾祛湿，益气摄血；黑荆芥引血归经；加山茱萸、续断益肾调冲任，止中有行；加甘草以调和诸药，诸药合用使血足而归经。

【运用】

1. **辨证要点** 临床以妇人经水过多，行后复行，面色萎黄，身体倦怠，而困乏愈甚为辨证要点。

2. **加减变化** 出血量多，临证时可去温性活血之当归，加黄芪、党参补气之品，更加棕榈炭、生地炭、姜炭等炭类以止血。

【方论精粹】

《傅青主女科·调经·经水过多（二十五）》："四剂而血归经矣。十剂之后，加人参三钱，再服十剂，下月行经，适可而止矣。夫四物汤乃补血之神品，加白术，荆芥，补中有利；加山萸、续断，止中有行；加甘草以调和诸品，使之各得其宜，所以血足而归经，归经而血自静矣。"

健固汤

【方歌】

> 健固人参用五钱，白术一两苓三钱，
> 薏米三钱巴戟五，经前泄水十剂安。

【方源】 《傅青主女科·调经·经前泄水（二十六）》："妇人有经未来之前，泄水三日，而后行经者，人以为血旺之故，谁知是脾气之虚乎！夫脾统血，脾虚则不能摄血矣。且脾属湿土，脾虚则土不实，土不实而湿更甚，所以经水将动，而脾先不固。脾经所统之血，欲流注于血海，而湿气乘之，所以先泄水而后行经也。调经之法，不在先治其水，而在先治其血。抑不在先治其血，而在先补其气。盖气旺而血自能生，抑气旺而湿自能除，且气旺而经自能调矣。方用健固汤。"

【组成】 人参、巴戟天（盐水浸）各15克，白茯苓、薏苡仁（炒）各9克，白术（土炒）30克。

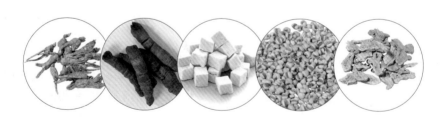

【用法】 水煎服。连服10剂。

【功用】 健脾化湿，温肾助阳。

【主治】 妇人脾虚湿盛，经前泄水。

【方义方解】 方中虽重用人参、白术以健脾益气，却又佐巴戟量至五钱之多，以温补肾气而上暖脾阳，言重在脾阳不振则可，如谓与肾阳无涉则不可。至于佐茯苓、薏苡仁二味，不过为除湿利水着想，全方组织独到，无可厚非也。

【运用】

1. **辨证要点** 临床以未来经前，时而有水样物流出，三日后方行经，水样物虽量不多，然妇人每月必有此症，伴纳谷不香，体倦乏力等为辨证要点。

2. **加减变化** 临床仿健固汤法，治脾泄泻，方中酌加肉蔻、补骨脂、莲肉、扁豆、补骨脂等味，每收良效。若肾阳虚甚，腰酸下部清冷，再稍加桂、附，亦较平妥。

3. **现代运用** 可用于血管神经性水肿、失血性贫血、浮肿，及慢性盆腔炎、慢性宫颈炎等。

【方论精粹】

《傅青主女科·调经·经前泄水（二十六）》："此方补脾气以固脾血，则血摄于气之中，脾气日盛，自能运化其湿，湿既化为乌有，自然经水调和，又何至经前泄水哉！"

薏苡仁

药材档案

【别名】薏米、薏仁、苡仁、回回米、薏珠子。

【药材特征】本品呈宽卵形或长椭圆形，长4～8毫米，宽3～6毫米。表面乳白色，光滑，偶有残存的黄褐色种皮；一端钝圆，另端较宽而微凹，有1淡棕色点状种脐；背面圆凸，腹面有1条较宽而深的纵沟。质坚实，断面白色、粉性。气微，味微甜。

【性味归经】甘、淡，凉。归脾、胃、肺经。

【功效主治】利水渗湿，健脾止泻，除痹，排脓，解毒散结。用于水肿，脚气，小便不利，脾虚泄泻，湿痹拘挛，肺痈，肠痈，赘疣，癌肿。

顺经两安汤

【方歌】

> 顺经两安用当归，白芍熟地参术萸，
> 麦冬巴戟黑芥穗，升麻少许善提气。

【方源】 《傅青主女科·调经·经前大便下血（二十七）》："妇人有行经之前一日大便先出血者，人以为血崩之症，谁知是经流于大肠乎！夫大肠与行经之路，各有分别，何以能入乎其中？不知胞胎之系，上通心而下通肾，心肾不交，则胞胎之血，两无所归，而心肾二经之气，不来照摄，听其自便，所以血不走小肠而走大肠也。治法若单止大肠之血，则愈止而愈多。若击动三焦之气，则更拂乱而不可止。盖经水之妄行，原因心肾之不交。今不使水火之既济，而徒治其胞胎，则胞胎之气无所归，而血安有归经之日！故必大补其心与肾，便心肾之气交，而胞胎之气自不散，则大肠之血自不妄行，而经自顺矣。方用顺经两安汤。"

【组成】 当归（酒洗）、白芍（酒炒）、熟地黄（九蒸）、麦冬（去心）、白术（土炒）各15克，山茱萸（蒸）、黑芥穗各6克，人参9克，巴戟肉（盐水浸）3克，升麻1.2克。

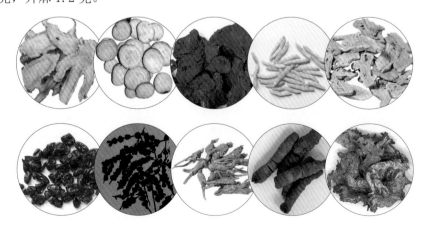

【**用法**】 水煎服。

【**功用**】 益气养阴，滋补肝肾。

【**主治**】 经前大便下血。

【**方义方解**】 方中以人参、麦冬、白芍、山茱萸益气养阴，滋补心肝肾之津液而退火；巴戟天、熟地黄、当归填肾精补肝血，以壮水为主；白术助气血生化，黑芥穗入血分泻肠火止血，升麻振中气上升，遂其游溢之精气上行，承制心火。综观全方，重在滋补心肝肾以治本止血。

【方论精粹】

《傅青主女科·调经·经前大便下血（二十七）》："此方乃大补心肝肾三经之药，全不去顾胞胎，而胞胎有所归者，以心肾之气交也。盖心肾虚则其气两分；心肾足则其气两合，心与肾不离，而胞胎之气听命于二经之摄，又安有妄动之形哉！然则心肾不交，补心肾可也，又何兼补夫肝木耶？不知肝乃肾之子、心之母也，补肝则肝气往来于心肾之间，自然上引心而下入于肾，下引肾而上入于心，不啻介绍之助也。此便心肾相交之一大法门，不特调经而然也，学者其深思诸。"

麦冬

药材档案

【别名】麦门冬、寸冬、韭叶麦冬。

【药材特征】本品呈纺锤形，两端略尖，长 1.5～3 厘米，直径 0.3～0.6 厘米。表面黄白色或淡黄色，有细纵纹。质柔韧，断面黄白色，半透明，中柱细小。气微香，味甘、微苦。

【性味归经】甘、微苦，微寒。归心、肺、胃经。

【功效主治】养阴生津，润肺清心。用于肺燥干咳，阴虚痨嗽，喉痹咽痛，津伤口渴，内热消渴，心烦失眠，肠燥便秘。

益经汤

【方歌】

> 益经汤中地术参，山药归芍生枣仁，
> 沙参丹皮柴杜仲，肾应经闭此方中。

【方源】 《傅青主女科·调经·年未老经水断（二十八）》："经云：'女子七七而天癸绝。'有年未至七七而经水先断者，人以为血枯经闭也，谁知是心肝脾之气郁乎！使其血枯，安能久延于人世。医见其经水不行，妄谓之血枯耳，其实非血之枯，乃经之闭也。且经原非血也，乃天一之水，出自肾中，是至阴之精而有至阳之气，故其色赤红似血，而实非血，所以谓之天癸。世人以经为血，此千古之误，牢不可破，倘果是血，何不名之曰血水，而曰经水乎！经水之名者，原以水出于肾，乃癸干之化，故以名之。无如世人沿袭而不深思其旨，皆以血视之。然则经水早断，似乎肾水衰涸。吾以为心肝脾气之郁者，盖以肾水之生，原不由于心肝脾，而肾水之化，实有关于心肝脾。使水位之下无土气以承之，则水溢灭火，肾气不能化。火位之下无水气以承之，则火炎铄金，肾气无所生。木位之下无金气以承之，则木妄破土，肾气无以成。倘心肝脾有一经之郁，则其气不能入于肾中，肾之气即郁而不宣矣。况心肝脾俱郁，即肾气真足而无亏，尚有茹而难吐之势。矧肾气本虚，又何能盈满而化经水外泄耶！经曰'亢则害'，此之谓也。此经之所以闭塞有似乎血枯，而实非血枯耳。治法必须散心肝脾之郁，而大补其肾水，仍大补其心肝脾之气，则精溢而经水自通矣。方用益经汤。"

【组成】 熟地黄（九蒸）、白术（土炒）各30克，山药（炒）、当归（酒洗）各15克，白芍（酒炒）、生酸枣仁（捣碎）、沙参各9克，牡丹皮、人参各6克，柴胡、杜仲（炒黑）各3克。

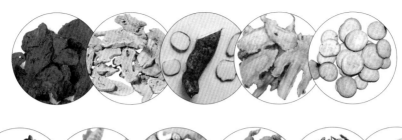

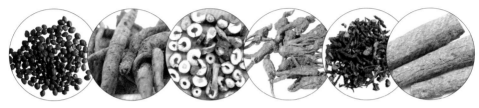

【用法】 水煎。连服 8 剂而经通矣，服 30 剂而经不再闭，兼可受孕。

【功用】 滋阴养血，疏肝解郁。

【主治】 妇女心、肝、脾经气郁，年未七七，经水先断者。

【方义方解】 方中重用熟地黄壮水，归芍柔肝滋血，参术培土而养化源，酸枣仁宁心，沙参滋水上源，柴胡开郁，牡丹皮泻火，杜仲益肾，山药以补冲任。本方补中有散，益中有开，补则不致生火，开则不致耗精，用药平允，法尚可行。

【方论精粹】

《傅青主女科·调经·年未老经水断（二十八）》："此方心肝脾肾四经同治药也。妙在补以通之，散以开之；倘徒补则郁不开而生火，徒散则气益衰而耗精；设或用攻坚之剂，辛热之品，则非徒无益，而又害之矣。"

种子方

养精种玉汤

【方歌】

> 养精种玉四物宜，除却川芎加山萸，
> 肝肾得养精血足，血虚不孕此方施。

【方源】 《傅青主女科·种子·身瘦不孕（二十九）》："妇人有瘦怯身躯，久不孕育，一交男子，即卧病终朝。人以为气虚之故，谁知是血虚之故乎。或谓血藏于肝，精涵于肾，交感乃泄肾之精，与血虚何欤？殊不知肝气不开，则精不能泄，肾精既泄，则肝气亦不能舒。以肾为肝之母，母既泄精，不能分润以养其子，则木燥乏水，而火且暗动以铄精，则肾愈虚矣。况瘦人多火，而又泄其精，则水益少而火益炽，水虽制火，而肾精空乏，无力以济，成火在水上之卦，所以倦怠而卧也。此等之妇，偏易动火。然此火因贪欲而出于肝木之中，又是偏燥之火，绝非真火也。且不交合则已，交合又偏易走泄，此阴虚火旺不能受孕。即偶尔受孕，必致逼干男子之精，随种而随消者有之。治法必须大补肾水而平肝木，水旺则血旺，血旺则火消，便成水在火上之卦。方用养精种玉汤。"

【组成】 熟地黄（九蒸）30 克，当归（酒洗）、白芍（酒炒）、山茱萸（蒸熟）各 15 克。

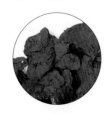 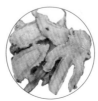 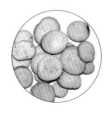 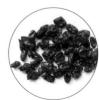

【用法】 水煎服。三个月有效。

【功用】 补肾养血。

【主治】 精血不足，身瘦不孕，面色萎黄，头晕目眩，心悸少寐，月经量少，舌淡脉细。

【方义方解】 方中熟地黄、山茱萸滋肾而益精血，当归、白芍养血调经。全方共奏滋肾养血调经之效，精血充足，冲任得滋，自能受孕。

【运用】

1. **辨证要点** 本方以肝血不足、冲任失养之不孕、面色苍黄、头晕目眩、心悸少寐、月经量少、舌淡脉细为辨证要点。

2. **加减变化** 如见肝肾不足，加阿胶、枸杞子、鹿角胶、五味子、紫河车；气滞血瘀，加香附、川芎、川楝子、丹参；气虚，加党参、黄芪。

3. **现代运用** 常用本方治疗月经不调、子宫发育不良、闭经之不孕症、更年期综合征等。

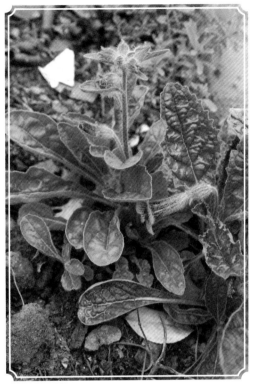

生地黄

【方论精粹】

《傅青主女科·种子·身瘦不孕（二十九）》："此方之用，不特补血而纯于填精，精满则子宫易于摄精，血足则子宫易于容物，皆有子之道也。惟是贪欲者多，节欲者少，往往不验。服此者果能节欲三月，心静神清，自无不孕之理。否则不过身体健壮而已，勿咎方之不灵也。服药三月后不受孕，仍照原方加杜仲二钱炒断丝，续断二钱，白术五钱上炒焦，云苓三钱，服数剂后必受孕。"

并提汤

【方歌】

> 并提汤中地参芪，巴戟柴萸术枸杞，
> 胸满不食难受孕，连服三月功最奇。

【方源】 《傅青主女科·种子·胸满不思食不孕（三十）》："妇人有饮食少思，胸膈满闷，终日倦怠思睡，一经房事，呻吟不已。人以为脾胃之气虚也，谁知是肾气不足乎。夫气宜升腾，不宜消降。升腾于上焦则脾胃易于分运，降陷于下焦则脾胃难于运化。人乏水谷之养，则精神自尔倦怠，脾胃之气可升而不可降也明甚。然则脾胃之气虽充于脾胃之中，实生于两肾之内。无肾中之水气，则胃之气不能腾。无肾中之火气，则脾之气不能化。唯有肾之水火二气，而脾胃之气姑能升腾而不降也。然则补脾胃之气，可不急补肾中水火之气乎？治法必以补肾气为主，但补肾而不兼补脾胃之品，则肾之水火二气不能提之至阳之上也。方用并提汤。"

【组成】 熟地黄、巴戟天（盐水浸）、土炒白术各30克，人参、生黄芪各15克，山茱萸9克，枸杞子6克，柴胡1.5克。

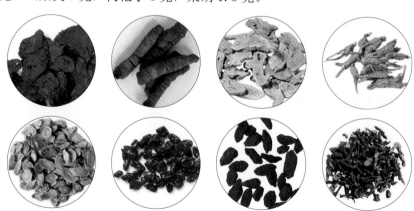

【用法】 水煎服，每日 1 剂，日服 2 次。

【功用】 补肾气，兼补脾胃。

【主治】 肾气不足，脾胃虚弱所致不孕症。

【方义方解】 方中以山茱萸、巴戟肉温肾补气，配熟地黄、枸杞子益肾填精，俾精足气腾，以人参、黄芪大补元气升阳，配白术健运中土，土能旺而精自生。此意在以后天养先天矣。少佐柴胡疏肝理气，不致肝木侮土。

【运用】

1. **辨证要点** 本方针对肾气不足，脾胃虚弱不孕之证而设，临床以饮食减少，胸膈满闷，终日倦怠思睡，性交阴痛为辨证要点。

2. **加减变化** 加陈皮、木香更醒运化气机，资助气血生化之源。

3. **注意事项** 久服或使用过量会造成气血壅塞难行，故勿服用过量。

【方论精粹】

《傅青主女科·种子·胸满不思食不孕（三十）》："此方补气之药多于补精，似乎以补脾胃为主矣。孰知脾胃健而生精自易，是脾胃之气与血，正所以补肾之精与水也。又益以补精之味，则阴气自足，阳气易升，自尔腾越于上焦矣。阳气不下陷，则无非大地阳春，随遇皆是化生之机，安有不受孕之理欤！"

枸杞子

药 材 档 案

【别名】枸杞果、枸杞豆、山枸杞、西枸杞、枸杞红实。

【药材特征】本品呈类纺锤形或椭圆形，长 6 ～ 20 毫米，直径 3 ～ 10 毫米。表面红色或暗红色，顶端有小突起状的花柱痕，基部有白色的果梗痕。果皮柔韧，皱缩；果肉肉质，柔润。种子 20 ～ 50 粒，类肾形。扁而翘，长 1.5 ～ 1.9 毫米，宽 1 ～ 1.7 毫米，表面浅黄色或棕黄色。气微，味甜。

【性味归经】甘，平。归肝、肾经。

【功效主治】滋补肝肾，益精明目。用于虚劳精亏，腰膝酸痛，眩晕耳鸣，阳痿遗精，内热消渴，血虚萎黄，目昏不明。

温胞饮

【方歌】

> 胞寒不孕用温胞，白术巴戟参桂饶，
> 附子杜仲补骨脂，菟丝芡实及山药。

【方源】 《傅青主女科·种子·下部冰冷不孕（三十一）》："妇人有下身冰冷，非火不暖，交感之际，阴中绝无温热之气。人以为无分之薄也，谁知是胞胎寒之极乎！夫寒冰之地，不生草木。重阴之渊，不长鱼龙。今胞胎既寒，何能受孕。虽男子鼓勇力战，其精甚热，直射于子宫之内，而寒冰之气相逼，亦不过茹之于暂而不能不吐之于久也。夫犹是人也，此妇之胞胎，何以寒凉至此，岂非天分之薄乎？非也。盖胞胎居于心肾之间，上系于心而下系于肾。胞胎之寒凉，乃心肾二火之衰微也。故治胞胎者，必须补心肾二火而后可。方用温胞饮。"

【组成】 白术（土炒）、巴戟天（盐水浸）各30克，人参、补骨脂（盐水炒）各6克，杜仲（炒黑）、菟丝子（酒浸炒）、山药（炒）、芡实（炒）、肉桂（去粗，研）各9克，附子（制）0.9克。

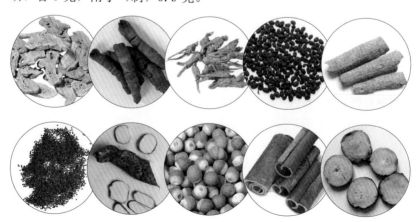

【用法】 水煎服。

【功用】 温肾助阳，化湿固精。

【主治】 阳虚宫寒、小腹冰冷的不孕症。

【方义方解】 方中巴戟天、补骨脂、菟丝子补肾助阳而益精气；杜仲补肾而止腰痛；肉桂、附子温肾助阳以化阴；人参、白术健脾益气而除湿；山药、芡实补肾涩精而止带。全方共奏温肾助阳、填精助孕之效。

【方论精粹】

《傅青主女科·种子·下部冰冷不孕（三十一）》："此方之妙，补心而即补肾，温肾而即温心。心肾之气旺，则心肾之火自生。心肾之火生，则胞胎之寒自散。原因胞胎之寒，以至茹而即吐，而今胞胎既热矣，尚有施而不受者乎？若改汤为丸，朝夕吞服，尤能摄精，断不至有伯道无儿之叹也。"

杜 仲
药材档案

【别名】思仲、思仙、木绵、扯丝片、丝连皮、丝楝树皮。

【药材特征】本品呈板片状或两边稍向内卷，大小不一，厚3～7毫米。外表面淡棕色或灰褐色，有明显的皱纹或纵裂槽纹，有的树皮较薄，未去粗皮，可见明显的皮孔。内表面暗紫色，光滑。质脆，易折断，断面有细密、银白色、富弹性的橡胶丝相连。气微，味稍苦。

【性味归经】甘，温。归肝、肾经。

【功效主治】补肝肾，强筋骨，安胎。用于肝肾不足，腰膝酸痛，筋骨无力，头晕目眩，妊娠漏血，胎动不安。

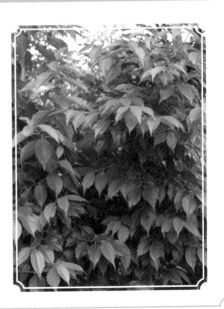

温土毓麟汤

【方歌】

> 温土毓麟巴戟参，山药白术与覆盆，
> 神曲少许和脾胃，连服一月胎必成。

【方源】 《傅青主女科·种子·胸满少食不孕（三十二）》："妇人有素性恬淡，饮食少则平和，多则难受，或作呕泄，胸膈胀满，久不受孕。人以为禀之薄也，谁知是脾胃虚寒乎。夫脾胃之虚寒，原因心肾之虚寒耳。盖胃土非心火不能生，脾土非肾火不能化。心肾之火衰，则脾胃失生化之权，即不能消水谷以化精微矣。既不能化水谷之精微，自无津液以灌溉于胞胎之中，欲胞胎有温暖之气以养胚胎，必不可得。纵然受胎，而带脉无力，亦必堕落。此脾胃虚寒之咎，故无玉麟之毓也。治法可不急温补其脾胃乎？然脾之母原在肾之命门，胃之母原在心之包络。欲温脾胃，必须补二经之火。盖母旺子必不弱，母热子必不寒，此子病治母之义也。方用温土毓麟汤。"

【组成】 巴戟天（去心，酒浸）、覆盆子（酒浸蒸）各30克，白术（土炒）、山药（炒）15克，人参9克，神曲（炒）3克。

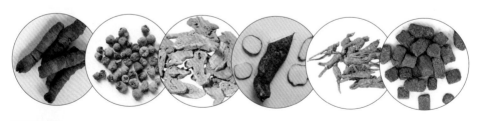

【用法】 水煎服。

【功用】 温肾暖胞，健脾益气。

【主治】 妇女脾胃虚寒，饮食不运，胸膈胀满，时多呕泄，久不受孕者。

【方义方解】 方中巴戟天、覆盆子温肾暖胞以养胚胎；人参、白术、山药健脾益气，以滋化源，使源盛流畅；神曲醒胃以畅纳谷之用。

【方论精粹】

《傅青主女科·种子·胸满少食不孕（三十二）》："此方之妙，温补脾胃而又兼补命门与心包络之火。药味不多，而四经并治。命门心包之火旺，则脾与胃无寒冷之虞。子母相顾，一家和合，自然饮食多而善化，气血旺而能任。带脉有力，不虞落胎，安有不玉麟之育哉！"

覆盆子
药材档案

【别名】翁扭、覆盆、种田泡、小托盘、牛奶母。

【药材特征】本品为聚合果，由多数小核果聚合而成，呈圆锥形或扁圆锥形，高 0.6 ~ 1.3 厘米，直径 0.5 ~ 1.2 厘米。表面黄绿色或淡棕色，顶端钝圆，基部中心凹入。宿萼棕褐色，下有果梗痕。小果易剥落，每个小果呈半月形，背面密被灰白色茸毛，两侧有明显的网纹，腹部有突起的棱线。体轻，质硬。气微，味微酸涩。

【性味归经】甘、酸，温。归肝、肾、膀胱经。

【功效主治】益肾固精缩尿，养肝明目。用于遗精滑精，遗尿尿频，阳痿早泄，目暗昏花。

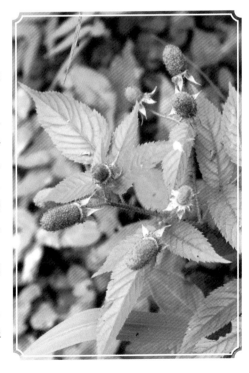

宽带汤

【方歌】

> 宽带术地补骨脂，参麦杜芍及当归，
> 建莲巴戟苁蓉味，少腹急迫不孕宜。

【方源】 《傅青主女科·种子·少腹急迫不孕（三十三）》："妇人有少腹之间自觉有紧迫之状。急而不舒，不能生育。此人人之所不识也，谁知是带脉之拘急乎。夫带脉系于腰脐之间，宜弛而不宜急。今带脉之急者，由于腰脐之气不利也。而腰脐之气不利者，由于脾胃之气不足也。脾胃气虚，则腰脐之气闭，腰脐之气闭，则带脉拘急。遂致牵动胞胎，精即直射于胞胎，胞胎亦暂能茹纳，而力难负载，必不能免小产之虞。况人多不能节欲，安得保其不坠乎？此带脉之急，所以不能生子也。治法宜宽其带脉之急。而带脉之急，不能遽宽也，宜利其腰脐之气。而腰脐之气，不能遽利也，必须大补其脾胃之气与血，而腰脐可利，带脉可宽，自不难于孕育矣。方用宽带汤。"

【组成】 白术（土炒）30克，巴戟天（酒浸）、熟地黄（九蒸）各15克，补骨脂（盐水炒）3克，人参、麦冬（去心）、杜仲（炒黑）、肉苁蓉（洗净）、白芍（酒炒）各9克，当归（酒洗）6克，五味（炒）0.9克，建莲子（不去心）20粒。

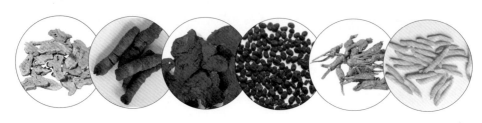

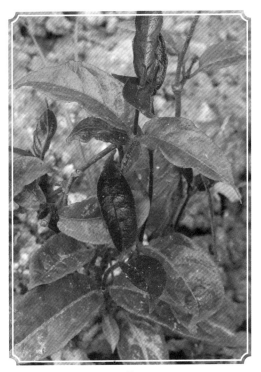

【用法】　水煎服。四剂少腹无紧迫之状，服一月即受胎。

【功用】　健脾益肾。

【主治】　妇人有少腹之间自觉有紧迫之状。急而不舒，不能生育。

【方义方解】　方中人参、白术、建莲子益气健脾，利腰脐之气；当归、白芍、麦冬养血育阴；杜仲、熟地黄、巴戟肉、补骨脂、肉苁蓉益肾固本。方中用白芍之酸以平肝木，使肝不侮脾；用五味子之酸化生肾水，使肾能益带。

巴戟天

【方论精粹】

《傅青主女科·种子·少腹急迫不孕（三十三）》："此方之妙，脾胃两补，而又利其腰脐之气，自然带脉宽舒，可以载物而胜任矣。或疑方中用五味、白芍之酸收，不增带脉之急，而反得带脉之宽，殊不可解。岂知带脉之急，由于气血之虚，盖血虚则缩而不伸，气虚则挛而不达。用芍药之酸以平肝木，则肝不克脾。用五味之酸以生肾水，则肾能益带。似相仿而实相济也，何疑之有。"

开郁种玉汤

【方歌】

> 开郁种玉傅氏方，归芍茯苓丹皮藏，
> 白术香附天花粉，舒肝解郁功效彰。

【方源】 《傅青主女科·种子·嫉妒不孕（三十四）》："妇人有怀抱素恶不能生子者，人以为天心厌之也，谁知是肝气郁结乎。大妇人之有子也，必然心脉流利而滑，脾脉舒徐而和，肾脉旺大而鼓指，始称喜脉。未有三部脉郁而能生子者也。若三部脉郁，肝气必因之而更郁，肝气郁则心肾之脉必致郁之极而莫解。盖子母相依，郁必不喜，喜必不郁也。其郁而不能成胎者，以肝木不舒，必下克脾土而致塞。脾土之气塞，则腰脐之气必不利。腰脐之气不利，必不能通任脉而达带脉，则带脉之气亦塞矣。带脉之气既塞，则胞胎之门必闭，精即到门，亦不得其门而入矣。其奈之何哉？治法必解四经之郁，以开胞胎之门，则几矣。方用开郁种玉汤。"

【组成】 白芍30克（酒炒），香附（酒炒）、牡丹皮（酒洗）、茯苓（去皮）各9克，当归（酒洗）、白术（土炒）各15克，天花粉6克。

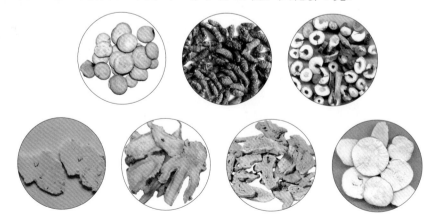

【用法】 水煎服。

【功用】 疏肝解郁，养血调经。

【主治】 妇人肝气郁结所致的不孕症。

【方义方解】 方中当归、白芍养血柔肝；香附理气行滞，以解肝郁；牡丹皮凉血活血；白术、茯苓健脾胃以资化源；天花粉生津益血。全方共奏疏肝理脾、养血调经之效。

【运用】

1. **加减变化** 如胸胁胀满甚者，去白术，加青皮、玫瑰花舒郁；梦多而睡眠不安者，加炒酸枣仁、夜交藤以益肝宁神；乳胀有块，酌加王不留行、橘叶、橘核；乳房胀痛有灼热感或触痛者，加蒲公英。

2. **现代运用** 用于治疗乳腺增生、胆囊炎、妇人脏躁等。

【方论精粹】

《傅青主女科·种子·嫉妒不孕（三十四）》："一月则郁结之气开，郁开则无非喜气之盈腹，而嫉妒之心亦可以一易，自然两相合好，结胎于顷刻之间矣。此方之妙。解肝气之郁，宣脾气之困，而心肾之气亦因之俱舒，所以腰脐利而任、带通达，不必启胞胎之门，而胞胎自启，不特治嫉妒考也。方似平平无奇，然却能解妒种子，不可忽视。若怀娠而仍然嫉妒，必致血郁堕胎。即幸不堕胎，生子多不能成。方加解妒合煎之，可保无虞，必须变其性情始效。解妒饮：黍、谷各九十粒，麦（生用）、小黑豆各四十九粒（豆炒熟），高粱五十粒。"

加味补中益气汤

补中益气汤加味，合用二陈效堪贵，
泄水化痰补脾胃，肥胖不孕此方配，
欲知补中二陈药，汤头歌诀要熟记。

【方源】《傅青主女科·种子·肥胖不孕（三十五）》："妇人有身体肥胖，痰涎甚多，不能受孕者。人以为气虚之故，谁知是湿盛之故乎。夫湿从下受，乃言外邪之湿也。而肥胖之湿，实非外邪，乃脾土之内病也。然脾土既病，不能分化水谷以养四肢，宜其身躯瘦弱，何以能肥胖乎？不知湿盛者多肥胖，肥胖者多气虚，气虚者多痰涎，外似健壮而内实虚损也。内虚则气必衰，气衰则不能行水，而湿停于肠胃之间，不能化精而化涎矣。夫脾本湿土，又因痰多，愈加其湿。脾不能受，必浸润于胞胎，日积月累，则胞胎竟变为汪洋之水窟矣。且肥胖之妇，内肉必满，遮隔子宫，不能受精，此必然之势也。况又加以水湿之盛，即男子甚健，阳精直达子宫，而其水势滔滔，泛滥可畏，亦遂化精成水矣，又何能成妊哉。治法必须以泄水化痰为主。然徒泄水化痰，而不急补脾胃之气，则阳气不旺，湿痰不去，人先病矣。乌望其茹而不吐乎！方用加味补中益气汤。"

【组成】人参、黄芪（生用）、当归（酒洗）、半夏（制）各9克，柴胡3克，白术（土炒）30克，升麻1.2克，陈皮1.5克，茯苓15克。

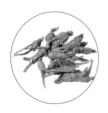 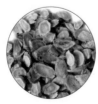 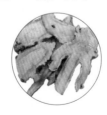 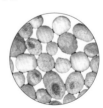

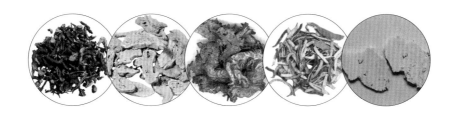

【用法】 水煎服。8 剂痰涎尽消，再 10 剂水湿利，子宫涸出，易于受精而成孕矣。

【功用】 补中益气，清热利湿，补气摄血，泄水化痰。

【主治】 妇女脾胃气虚、湿邪内盛所致妇女肥胖不孕症。

【方义方解】 方中参芪益气，佐柴胡、升麻举陷而升清阳，白术健脾以化湿，当归养血以配气，二陈利湿以化痰。故傅氏谓"……不必用消化之品以损其肥，而肥自无碍，不必用浚决之味以开其窍，而窍自能通。阳气充足，自能摄精；湿邪散除，自可受。"

【运用】

1. **辨证要点** 临床以妇女身体肥胖，多年不孕，伴有时吐痰，首重体倦，气短懒言，带白质稀为辨证要点。

2. **加减变化** 再 10 剂后方加杜仲（炒断丝）4.5 克，续断（炒）1.5 克，必受孕矣。

【方论精粹】

《傅青主女科·种子·肥胖不孕（三十五）》："此方之妙，妙在提脾气而升于上，作云作雨，则水湿反利于下行。助胃气而消于下，为津为液，则痰涎转易于上化。不必用消化之品以损其肥，而肥自无碍；不必用浚决之味以开其窍，而窍自能通。阳气充足，自能摄精，湿邪散除，自可受种。何肥胖不孕之足虑乎！"

清骨滋肾汤

【方歌】

> 清骨滋肾地骨皮，丹皮白术兼五味，
> 沙元二参麦石斛，骨蒸夜热不孕宜。

【方源】 《傅青主女科·种子·骨蒸夜热不孕（三十六）》："妇人有骨蒸夜热，遍体火焦，口干舌燥，咳嗽吐沫，难于生子者。人以为阴虚火动也，谁知是骨髓内热乎。夫寒阴之地固不生物，而干旱之田岂能长养？然而骨髓与胞胎何相关切，而骨髓之热，即能使人不嗣，此前贤之所未言者也。山一旦创言之，不几为世俗所骇乎。而要知不必骇也，此中实有其理焉。盖胞胎为五脏外之一脏耳，以其不阴不阳，所以不列于五脏之中。所谓不阴不阳者，以胞胎上系于心包，下系于命门。系心包者通于心，心者阳也。系命门者通于肾，肾者阴也。是阴之中有阳，阳之中有阴，所以通于变化。或生男或生女，俱从此出。然必阴阳协和，不偏不枯，始能变化生人，否则否矣。况胞胎既能于肾，而骨髓亦肾之所化也。骨髓热由于肾之热，肾热而胞胎亦不能不热。且胞胎非骨髓之养，则婴儿无以生骨。骨髓过热，则骨中空虚，唯存火烈之气，又何能成胎？治法必须清骨中之热。然骨热由于水亏，必补肾之阴，则骨热除，珠露有滴濡之喜矣。壮水之主，以制阳光，此之谓也。方用清骨滋肾汤。"

【组成】 地骨皮（酒洗）30克，牡丹皮、沙参、麦冬（去心）、玄参（酒洗）各15克，五味子1.5克（炒研），白术9克（土炒），石斛6克。

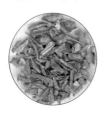 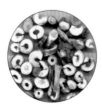 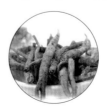 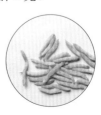

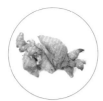 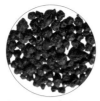 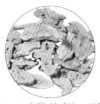 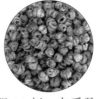

【用法】 水煎服。原书云："连服 30 剂，则骨热解，再服 60 剂，自受孕。"

【功用】 补肾精，清骨热。

【主治】 妇女阴虚火旺，骨蒸夜热，口干舌燥，咳嗽吐沫，难于生子者。（不孕）

【方义方解】 方中重用地骨皮 30 克，沙参、麦冬各 15 克，稍用牡丹皮 15 克以"补肾中之精，凉骨中之热"，配以麦冬、石斛甘寒清热。另以五味子敛肾精，白术以健脾，共助清骨热、补肾精之效。

【方论精粹】

《傅青主女科·种子·骨蒸夜热不孕（三十六）》："此方之妙，补肾中之精，凉骨中之热，不清胞胎而胞胎自无太热之患。然阴虚内热之人，原易受妊，今因骨髓过热，所以受精而变燥，以致难于育子，本非胞胎之不能受精。所以稍补其肾，以杀其火之有余，而益其水之不足，便易种子耳。"

地骨皮

药材档案

【别名】 地辅、地骨、枸杞根、枸杞根皮。

【药材特征】 本品呈筒状或槽状，长 3～10 厘米，宽 0.5～1.5 厘米，厚 0.1～0.3 厘米。外表面灰黄色至棕黄色，粗糙，有不规则纵裂纹，易成鳞片状剥落。内表面黄白色至灰黄色，较平坦，有细纵纹。体轻，质脆，易折断，断面不平坦，外层黄棕色，内层灰白色。气微，味微甘而后苦。

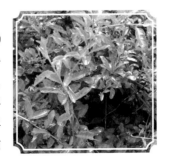

【性味归经】 甘，寒。归肺、肝、肾经。

【功效主治】 凉血除蒸，清肺降火。用于阴虚潮热，骨蒸盗汗，肺热咳嗽，咯血，衄血，内热消渴。

升带汤

【方歌】

> 升带白术夏茯苓，人参桂曲并沙参，
> 鳖甲荸荠除癥积，任督气升能受孕。

【方源】《傅青主女科·种子·腰酸腹胀不孕（三十七）》："妇人有腰酸背楚，胸满腹胀，倦怠欲卧，百计求嗣不能如愿。人以为腰肾之虚也，谁知是任督之困乎。夫任脉行于前，督脉行于后，然皆从带脉之上下而行也。故任脉虚则带脉坠于前，督脉虚则带脉坠于后，虽胞胎受精亦必小产。况任督之脉既虚，而疝瘕之症必起。疝瘕碍胞胎而外障，则胞胎缩于疝瘕之内，往往精施而不能受。虽饵以玉燕，亦何益哉！治法必须先去其疝瘕之病，而补其任督之脉，则提挈天地，把握阴阳，呼吸精气，包裹成形，力足以胜任而无虞矣。外无所障，内有所容，安有不能生育之理！方用升带汤。"

【组成】 白术（土炒）30克，人参、荸荠粉、鳖甲（炒）、茯苓、沙参各15克，肉桂（去粗，研）、半夏（制）、神曲（炒）各3克。

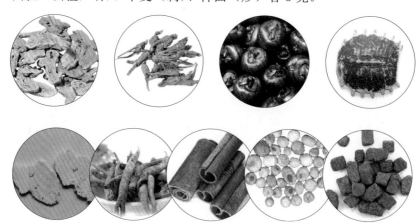

【用法】 水煎。连服 30 剂，而任督之气旺。再服 30 剂，而疝瘕之症除。此方为有疝瘕而设，故用沙参、荸荠粉、鳖甲以破坚理气。若无疝瘕，去此三味加杜仲（炒黑）、泽泻（炒）各 4.5 克，枸杞子 6 克，三味服之，腰酸腹胀自除。鳖甲破气，不可误服。

【功用】 消疝除瘕，健脾益气。

【主治】 腰酸腹胀不孕。

【方义方解】 方中肉桂以温经散寒，荸荠以祛积，鳖甲之攻坚，党参、白术、沙参益气，茯苓、半夏、神曲健脾渗湿，全方功补兼施，使疝瘕除而脾气健运。

【方论精粹】

《傅青主女科·种子·腰酸腹胀不孕（三十七）》："此方利腰脐之气，正升补任督之气也。任督之气升，而疝瘕自有难容之势。况方中有肉桂以散寒，荸荠以祛积，鳖甲之攻坚，茯苓之利湿，有形自化于无形，满腹皆升腾之气矣。何至受精而再坠乎哉！"

肉　桂

药材档案

【别名】筒桂、玉桂、牡桂、大桂、菌桂、辣桂。

【药材特征】本品呈槽状或卷筒状，长 30 ～ 40 厘米，宽或直径 3 ～ 10 厘米，厚 0.2 ～ 0.8 厘米。外表面灰棕色，稍粗糙，有不规则的细皱纹及横向突起的皮孔，有的可见灰白色的斑纹；内表面红棕色，略平坦，有细纵纹，划之显油痕。质硬而脆，易折断，断面不平坦，外层棕色而较粗糙，内层红棕色而油润，两层间有 1 条黄棕色的线纹。气香浓烈，味甜、辣。

【性味归经】辛、甘，大热。归肾、脾、心、肝经。

【功效主治】补火助阳，引火归元，散寒止痛，温通经脉。用于阳痿宫冷，腰膝冷痛，肾虚作喘，虚阳上浮，眩晕目赤，心腹冷痛，虚寒吐泻，寒疝腹痛，痛经经闭。

化水种子汤

【方歌】

> 化水种子巴戟参，白术芡实菟茯苓，
> 肉桂车前除寒湿，肾气大旺暖胞宫。

【方源】《傅青主女科·种子·便涩腹胀足浮肿不孕（三十八）》："妇人有小水艰涩，腹胀脚肿，不能受孕者。人以为小肠之热也，谁知是膀胱之气不化乎。夫膀胱原与胞胎相近，膀胱病而胞胎亦病矣。然水湿之气必走膀胱，而膀胱不能自化，必得肾气相通，始能化水，以出阴器。倘膀胱无肾气之通，则膀胱之气化不行，水湿之气必且渗入胞胎之中，而成汪洋之势矣。汪洋之田，又何能生物也哉？治法必须壮肾气以分消胞胎之湿，益肾火以达化膀胱之水。使先天之本壮，则膀胱之气化。胞胎之湿除，而汪洋之田化成雨露之壤矣。水化则膀胱利、火旺则胞胎暖，安有布种而不发生者哉！方用化水种子汤。"

【组成】巴戟天（盐水浸）、白术（土炒）各30克，茯苓、菟丝子（酒炒）、芡实（炒）各15克，人参9克，车前子（酒炒）6克，肉桂（去粗，研）3克。

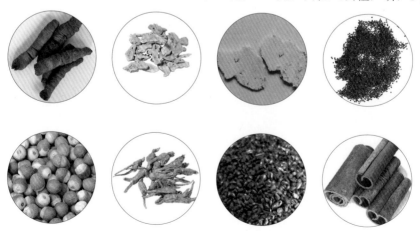

【**用法**】　水煎服。2 剂膀胱之气化，4 剂难涩之症除，又 10 剂虚胀脚肿之病形消。再服 60 剂，肾气大旺，胞胎温暖易于受胎而生育矣。

【**功用**】　壮肾气，益肾火。

【**主治**】　妇人膀胱气不化，水湿不行，渗入胞胎，小水艰涩，腹胀脚肿，不能受孕者。

【**方义方解**】　方中肉桂大补肾中命门真火，以助膀胱气化而上煦脾阳，巴戟天、菟丝子温肾行水，且温而不燥，柔而不滋，人参、白术、茯苓以健脾扶中，崇土制水化湿，稍佐车前以直利水道之湿，尤妙在配伍芡实之甘涩，兼养脾肾，使温不耗液，利不伤精。全方组织严密，颇足效法。

【**运用**】

1. **辨证要点**　临床以小溲艰涩，腹胀脚肿，腰酸腿沉，恶寒，四肢欠温，舌淡苔白薄，脉沉迟弱为辨证要点。

2. **加减变化**　此方补水而不助湿，补火而使归元，善极，不可加减一味。若无好肉桂，以补骨脂（炒）3 克代之。用核桃仁 2 个，连皮烧黑去皮，用仁作引。若用好肉桂，即可不用核桃引。

【**方论精粹**】

《傅青主女科·种子·便涩腹胀足浮肿不孕（三十八）》："此方利膀胱之水，全在补肾中之气。暖胞胎之气，全在壮肾中之火。至于补肾之药，多是濡润之品，不以湿而益助其湿乎？然方中之药，妙于补肾之火，而非补肾之水，尤妙于补火而无燥烈之虞，利水而非荡涤之猛。所以膀胱气化，胞胎不湿，而发荣长养无穷欤。"

妊娠方

顺肝益气汤

【方歌】

> 顺肝益气参术苓，归芍熟地麦砂仁，
> 陈皮苏子炒神曲，妊娠恶阻有奇功。

【方源】《傅青主女科·妊娠·妊娠恶阻（三十九）》："妇人怀娠之后，恶心呕吐，思酸解渴，见食憎恶，困倦欲卧，人皆曰妊娠恶阻也，谁知肝血太燥乎！夫妇人受妊，本于肾气之旺也，肾旺是以摄精，然肾一受精而成娠，则肾水生胎，不暇化润于五脏；而肝为肾之子，日食母气以舒，一日无津液之养，则肝气迫索，而肾水不能应，则肝益急，肝急则火动而逆也。肝气既逆，是以呕吐恶心之症生焉。呕吐纵不至太甚，而其伤气则一也。气既受伤，则肝血愈耗，世人用四物汤治胎前诸症者，正以其能生肝之血也。然补肝以生血，未为不佳，但生血而不知生气，则脾胃衰微，不胜频呕，犹恐气虚则血不易生也。故于平肝补血之中，加以健脾开胃之品，以生阳气，则气能生血，尤益胎气耳。或疑气逆而用补气之药，不益助其逆乎！不知妊娠恶阻，其逆不甚，且逆是因虚而逆，非因邪而逆也。因邪而逆者，助其气则逆增；因虚而逆者，补其气则逆转。况补气于补血之中，则阴足以制阳，又何虑其增逆乎！宜用顺肝益气汤。"

【组成】人参、当归（酒洗）、紫苏子（炒，研）各30克，白术（土炒）、白芍（酒炒）、麦冬（去心）各9克，茯苓6克，熟地黄（九蒸）15克，陈皮0.9克，砂仁（烘，研）1粒，神曲（炒）3克。

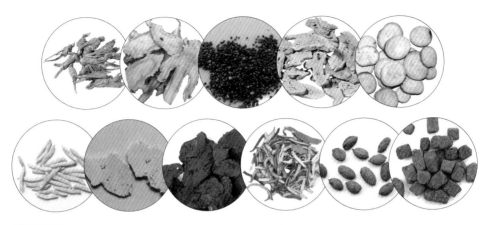

【用法】 水煎。服 1 剂轻，2 剂平，3 剂痊愈。

【功用】 顺肝益气。

【主治】 妊娠恶阻病。

【方义方解】 方中人参、当归、白芍补气补血；白术、陈皮、砂仁、神曲健脾开胃；熟地黄、麦冬滋阴；紫苏子、茯苓降气。2 剂轻，3 剂呕止。调养而安。

【方论精粹】

《傅青主女科·妊娠·妊娠恶阻（三十九）》："此方平肝则肝逆除，补肾则肝燥息，补气则血易生。凡胎病而少带恶阻者，俱以此方投之无不安，最有益于胎妇，其功更胜于四物焉。"

紫苏子

药材档案

【别名】苏子、红苏子、野麻子、铁苏子、香苏子、黑苏子。

【药材特征】本品呈卵圆形或类球形．直径约 1.5 毫米。表面灰棕色或灰褐色，有微隆起的暗紫色网纹，基部稍尖。有灰白色点状果梗痕。果皮薄而脆。易压碎。种子黄白色，种皮膜质，子叶 2，类白色，有油性。压碎有香气，味微辛。

【性味归经】辛，温。归肺经。

【功效主治】降气化痰，止咳平喘，润肠通便。用于痰壅气逆，咳嗽气喘，肠燥便秘。

加减补中益气汤

【方歌】

> 加减补中益气汤，参归术芪柴胡草。
> 升麻陈皮白茯苓，连服四剂浮肿消。

【方源】《傅青主女科·妊娠·妊娠浮肿（四十）》："妊妇有至五个月，肢体倦怠，饮食无味，先两足肿，渐至谝身头面俱肿，人以为湿气使然也，谁知是脾肺气虚乎！夫妊娠虽有按月养胎之分，其实不可拘于月数，总以健脾补肺为大纲。盖脾统血，肺主气，胎非血不荫，非气不生，脾健则血旺而荫胎，肺清则气旺而生子。苟肺衰则气馁，气馁则不能运气于皮肤矣。脾虚则血少，血少则不能运血于肢体矣。气与血两虚，脾与肺失职，所以饮食难消，精微不化，势必至气血下陷，不能升举，而湿邪即乘其所虚之处，积而成浮肿症，非由脾肺之气血虚而然耶。治法当补其脾之血与肺之气，不必祛湿，而湿自无不去之理。方用加减补中益气汤。"

【组成】人参、白术（土炒）各15克，黄芪（生用）、当归（酒洗）各9克，柴胡3克，甘草0.3克，白茯苓30克，升麻、陈皮0.9克。

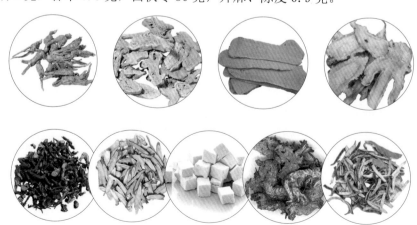

【用法】 水煎。服 4 剂即愈，10剂不再犯。

【功用】 健脾补肺，升阳益气。

【主治】 妊娠 5 月，脾肺气虚，肢体倦怠，饮食无味，先两足肿，渐至头面遍身俱肿。

【方义方解】 方中黄芪补中益气、升阳固表为君；人参、白术、甘草甘温养气，补益脾胃为臣；陈皮调理气机，当归补血和营为佐；升麻、柴胡协同参、芪升举清阳为使。综合全方，一则补气健脾，使后天生化有源，脾胃气虚诸症自可痊愈；一则升提中气，恢复中焦升降之功能，使水液输布正常，则水肿自除。

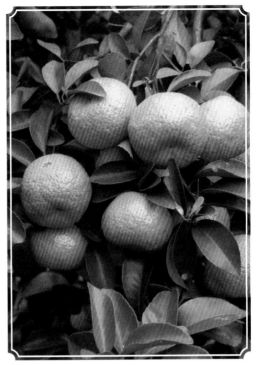
橘皮

【方论精粹】

《傅青主女科·妊娠·妊娠浮肿（四十）》："夫补中益气汤之立法也，原是升提脾肺之气，似乎益气而不补血，然而血非气不生，是补气即所以生血。观当归补血汤用黄芪为君，则较着彰明矣。况湿气乘脾肺之虚而相犯，未便大补其血，恐阴太盛而招阴也。只补气而助以利湿之品，则气升而水尤易散，血亦随之而生矣。然则何以重用茯苓而至一两，不凡以利湿为君乎？嗟！嗟！湿症而不以此药为君，将以何者为君乎！况重用茯苓于补气之中，虽曰渗湿，而仍是健脾清肺之意。且凡利水之品，多是耗气之药，而茯苓与参术合，实补多于利，所以重用之以分湿邪，即以补气血耳。"

安奠二天汤

【方歌】

> 安奠二天熟地黄，人参白术淮山药，
> 滋补肝肾山茱萸，枸甘杜仲扁豆襄。

【方源】《傅青主女科·妊娠·妊娠少腹疼（四十一）》："妊娠少腹作疼，胎动不安，如有下堕之状，人只知带脉无力也，谁知是脾肾之亏乎！夫胞胎虽系于带脉，而带脉实关于脾肾。脾肾亏损，则带脉无力，胞胎即无以胜任矣。况人之脾肾亏损者，非饮食之过伤，即色欲之太甚。脾肾亏则带脉急，胞胎所以有下坠之状也。然则胞胎之系，通于心与肾，而不通于脾，补肾可也，何故补脾？然脾为后天，肾为先天，脾非先天之气不能化，肾非后天之气不能生，补肾而不补脾，则肾之精何以遽生也，是补后天之脾，正所以补先天之肾也。补先后二天之脾与肾，正所以固胞胎之气与血，脾肾可不均补乎！方用安奠二天汤。"

【组成】人参、熟地黄、白术各 30 克，山药、山茱萸各 15 克，炙甘草 3 克，杜仲 9 克，枸杞子 6 克，扁豆 15 克。

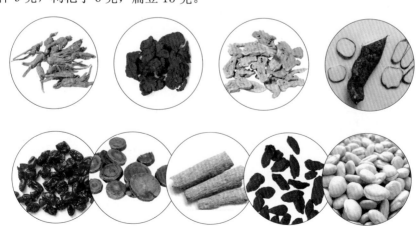

【**用法**】 水煎服。每日1剂，日服2次。

【**功用**】 健脾，益肾，安胎。

【**主治**】 妊娠胎动、小腹作痛且有下坠之状，或有见红、腰酸，可用于先兆流产。

【**方义方解**】 方用人参、白术、山药、扁豆益气健脾，且山药益肾，白术安胎；配以熟地黄、山茱萸、枸杞子、杜仲滋阴益肾；炙甘草补中，调和诸药。"脾为后天，肾为先天，脾非先天之气不能化，肾非后天之气不能生，补肾而不补脾，则肾之精何以处生也，是补后天之脾，正所以补先天之肾也。补先后二天之脾与肾，正所以固胞胎之气与血，脾肾可不均补乎"（《傅青主女科》）。

本方妙在重用参、术、熟地黄补阴补阳之品，使气血充盈，脾肾健运，自无堕胎之患矣！综观全方，补肾为固胎之本，培脾为益血之源，本固血充，则胎可安，诸症自愈。

【**运用**】

1. **辨证要点** 主要用于治疗脾肾虚弱，胎动不安者。临床应用以妊娠胎动、小腹有下坠之感，或有见红、腰酸为其辨证要点。

2. **加减变化** 气虚，加黄芪；血虚，加阿胶；血热，加黄芩；腹痛，加白芍；腰酸，加续断、菟丝子；出血，加苎麻根、仙鹤草；恶心呕吐，加竹茹、砂仁。

3. **现代运用** 常用于治疗先兆流产。

【**方论精粹**】

"安奠"，稳稳地奠定；"二天"，即指脾、肾，肾为先天之本，脾为后天之本。傅青主云："胎动乃脾肾双亏之证，自非大用参、术、熟地补阴补阳之品，断不能挽回于顷刻。世人畏用参、术，或少用以冀见功，见证不得，是以寡效，此方正妙在多用也。"（《傅青主女科》）本方诸药合用，能使脾肾之先、后天得以补益，从而肾气旺盛，脾气充足，阴阳和调，气血相濡，维持妊娠的需要，保证胎元的发育，而无胎动不安，妊娠腹痛之虞。故名"安奠二天汤"。

润燥安胎汤

【方歌】

> 妊娠三月四月间，口干咽痛胎不坚。
> 甚则血流如经水，火动之极水亏焉。
> 润燥安胎二地先，山萸五味麦冬添。
> 黄芩阿胶益母草，肾经滋润胎自安。

【方源】 《傅青主女科·妊娠·妊娠口干咽疼（四十二）》："妊妇至三四个月，自觉口干舌燥，咽喉微痛，无津以润，以至胎动不安，甚则血流如经水，人以为火动之极也，谁知是水亏之甚乎。夫胎也者，本精与血之相结可成，逐月养胎，古人每分经络，其实均不离肾水之养，故肾水足而胎安，肾水亏而胎动。虽然肾水亏又何能动胎，必肾经之火动，而胎始不安耳。然而火之有余，仍是水之不足，所以火炎而胎必动，补水则胎自安，亦所济之义也。惟是肾水不能逮生，必须滋补肺金，金润则能生水，而水有逢源之乐矣。水既有本，源泉混混，而火又何难制乎。再少加以清热之品，则胎自无不安矣。方用润燥安胎汤。"

【组成】 熟地黄（九蒸）30克，生地黄（蒸）9克，炒山茱萸（蒸）、麦冬（去心）各15克，五味子（炒）3克，阿胶（蛤粉炒）、黄芩（酒炒）、益母草各6克。

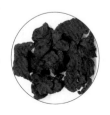 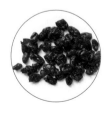 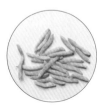

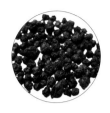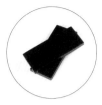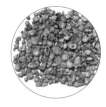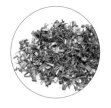

【用法】 水煎。服 2 剂而燥息，再 2 剂而胎安，连服 10 剂，而胎不再动。

【功用】 填肾精，补肺气。

【主治】 妊娠三四个月，自觉口干舌燥，咽喉微痛，无津以润，以至胎动不安，连服 10 剂，而胎不再动。

【方义方解】 方中熟地黄、生地黄滋阴养血；麦冬、阿胶滋阴润肺；五味子滋肾生津；山茱萸补肾填精；黄芩清热以安胎；益母草祛瘀生新，防热邪煎熬阴血成瘀。全方滋肾润肺，使之肾经不燥，火不烁胎，而胎安宁。

【方论精粹】

《傅青主女科·妊娠·妊娠口干咽疼（四十二）》："此方专填肾中之精，而兼补肺。然补肺仍是补肾之意，故肾经不干燥，则火不能灼，胎焉有不安之理乎！"

五味子
药 材 档 案

【别名】会及、玄及、乌梅子、山花椒、软枣子。

【药材特征】本品呈不规则的球形或扁球形，直径 5 ~ 8 毫米。表面红色、紫红色或暗红色，皱缩，显油润；有的表面呈黑红色或出现"白霜"。果肉柔软，种子 1 ~ 2，肾形，表面棕黄色，有光泽，种皮薄而脆。果肉气微，味酸；种子破碎后，有香气。味辛、微苦。

【性味归经】酸、甘，温。归肺、心、肾经。

【功效主治】收敛固涩，益气生津，补肾宁心。用于久嗽虚喘，梦遗滑精，遗尿尿频，久泻不止，自汗盗汗，津伤口渴，内热消渴，心悸失眠。

援土固胎汤

> 援土固胎白术君，山药萸参桂砂仁，
> 附子续断杜仲炭，菟丝枸杞炙草并。

【方源】 《傅青主女科·妊娠·妊娠吐泻腹疼（四十三）》："妊妇上吐下泻，胎动欲堕，腹疼难忍，急不可缓，此脾胃虚极而然也。夫脾胃之气虚，则胞胎无力，必有崩坠之虞。况又上吐下泻，则脾与胃之气，因吐泻而愈虚，欲胞胎之无恙也得乎！然胞胎疼痛而究不至下坠者，何也？全赖肾气之固也。胞胎系于肾而连于心，肾气固则交于心，其气通于胞胎，此胞胎之所以欲坠而不得也。且肾气能固，则阴火必来生脾。心气能通，则心火必来援胃，脾胃虽虚而未绝，则胞胎虽动而不堕，可不急救其脾胃乎！然脾胃当将绝而未绝之时，只救脾胃而难遽生，更宜补其心肾之火，使之生土，则两相接续，胎自固而安矣。方用援土固胎汤。"

【组成】 人参、山药（炒）、山茱萸（蒸，去核）各30克，白术（土炒）60克，肉桂（去粗，研）6克，制附子1.5克，续断、杜仲（炒黑）、枸杞子、菟丝子（酒炒）各9克，砂仁3粒，炙甘草3克。

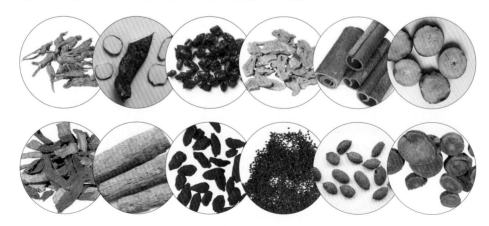

【用法】 水煎服。

【功用】 补脾援土，益肾固胎。

【主治】 妊妇脾胃虚极，上吐下泻，胎动欲堕，腹疼难忍，急不可缓者。

【方义方解】 方中人参、白术、山药、甘草益气健脾，以固胎元；杜仲、续断、枸杞子、山茱萸、菟丝子补益肝肾；肉桂、附子温壮肾阳，砂仁理气安胎。诸药合用，共奏补脾援土、益肾固胎之功。

【方论精粹】

《傅青主女科·妊娠·妊娠吐泻腹疼（四十三）》："此方救脾胃之土十之八，救心肾之火十之二也。救火轻于救土者，岂以土欲绝而火未甚衰乎？非也。盖土崩非重剂不能援，火衰虽小剂而可助，热药多用，必有太燥之虞，不比温甘之品也。况胎动系土衰而非火弱，何用太热。妊娠忌桂附，是恐伤胎，岂可多用。小热之品，计之以钱，大热之品，计之以分者，不过用以引火，而非用以壮火也。其深思哉！"

附 子
药材档案

【别名】 五毒、铁花。

【药材特征】 盐附子：呈圆锥形，长4～7厘米，直径3～5厘米。表面灰黑色，被盐霜，顶端有凹陷的芽痕，周围有瘤状突起的支根或支根痕。体重，横切面灰褐色，可见充满盐霜的小空隙及多角形形成层环纹，环纹内侧导管束排列不整齐。气微，味成而麻，刺舌。

黑顺片：为纵切片，上宽下窄，长1.7～5厘米，宽0.9～3厘米，厚0.2～0.5厘米。外皮黑褐色，切面暗黄色，油润具光泽，半透明状，并有纵向导管束。质硬而脆，断面角质样。气微，味淡。

白附片：无外皮，黄白色，半透明，厚约0.3厘米。

【性味归经】 辛、甘，大热。有毒。归心、肾、脾经。

【功效主治】 回阳救逆，补火助阳，散寒止痛。用于亡阳虚脱，肢冷脉微，心阳不足，胸痹心痛，虚寒吐泻，脘腹冷痛，肾阳虚衰，阳痿宫冷，阴寒水肿，阳虚外感，寒湿痹痛。

解郁汤

【方歌】

> 解郁汤中参术苓，当归白芍炒砂仁，
> 枳壳薄荷山栀子，妊娠子悬有奇功。

【方源】 《傅青主女科·妊娠·妊娠子悬胁疼（四十四）》："妊妇有怀抱忧郁，以致胎动不安，两胁闷而疼痛，如弓上弦，人只知是了悬之病也，谁知是肝气不通乎！……治法宜开肝气之郁结，补肝血之燥干，则子悬自定矣。方用解郁汤。"

【组成】 人参3克，白术（土炒）15克，白茯苓、栀子（炒）各9克，当归（酒洗）、白芍（酒炒）各30克，枳壳（炒）1.5克，砂仁（炒，研）3粒，薄荷6克。

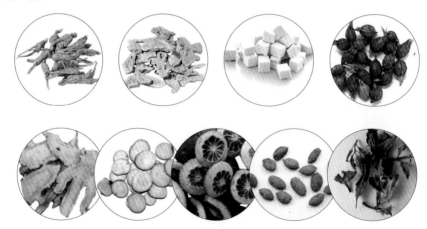

【用法】 水煎，服1剂而闷痛除，2剂而子悬定，至3剂而痊。去栀子，再多服数剂不复发。

【功用】 解郁健脾，养血柔肝。

【主治】 妊娠子悬胁痛。因怀抱忧郁，致胎动不安，两胁闷而疼痛，如弓上弦。

【方义方解】 方中人参、茯苓、白术健脾开胃；当归、白芍养血柔肝以补肝血之燥干；砂仁理气止痛以开肝气之郁结；枳壳理气宽胸；薄荷疏理肝气以解肝郁；栀子清热防肝郁化火。全方疏肝解郁，郁开则木不克土，肝平则火不妄动，健脾开胃，肝肾润泽，胞胎无干燥之患，胎自安。

【方论精粹】

《傅青主女科·妊娠·妊娠子悬胁疼（四十四）》："此乃平肝解郁之圣药，郁开则木不克土，肝平则火不妄动。方中又有健脾开胃之品，自然水精四布，而肝与肾有润泽之机，则胞胎自无干燥之患，又何虑子悬之不愈哉！"

栀 子

药材档案

【别名】木丹、枝子、黄栀子、山栀子。

【药材特征】本品呈长卵圆形或椭圆形，长 1.5 ~ 3.5 厘米，直径 1 ~ 1.5 厘米。表面红黄色或棕红色，具 6 条翅状纵棱，棱间常有 1 条明显的纵脉纹，并有分枝。顶端残存萼片。基部稍尖，有残留果梗。果皮薄而脆，略有光泽；内表面色较浅，有光泽，具 2 ~ 3 条隆起的假隔膜。种子多数，扁卵圆形，集结成团。深红色或红黄色，表面密具细小疣状突起。气微，味微酸而苦。

【性味归经】苦，寒。归心、肺、三焦经。

【功效主治】泻火除烦，清热利湿，凉血解毒。用于热病心烦，湿热黄疸，淋证涩痛，血热吐衄，目赤肿痛，火毒疮疡。外用消肿止痛，治扭挫伤痛。

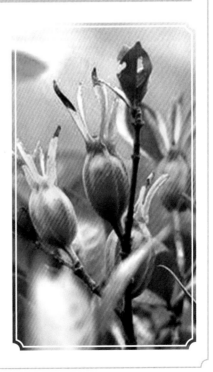

救损安胎汤

【方歌】

救损安胎归地芍，乳没人参炙甘草，
苏木捣碎加焦术，补血行瘀效甚高。

【方源】 《傅青主女科·妊娠·妊娠跌损（四十五）》："妊妇有失足跌损，致伤胎元，腹中疼痛，势如将堕者，人只知是外伤之为病也，谁知有内伤之故乎！凡人内无他症，胎元坚固，即或跌扑闪挫，依然无恙。惟内之气血素亏，故略有闪挫，胎便不安。若止作闪挫外伤治，断难奏功，且恐有因治而反堕者，可不慎欤！必须大补气血，而少加以行瘀之品，则瘀散胎安矣。但大补气血之中，又宜补血之品多于补气之药，则无不得之。方用救损安胎汤。"

【组成】 当归（酒洗）、生地黄（酒炒）各30克，白芍（酒炒）、苏木（捣碎）各9克，白术（土炒）15克，炙甘草、人参、乳香（去油）、没药（去油）各3克。

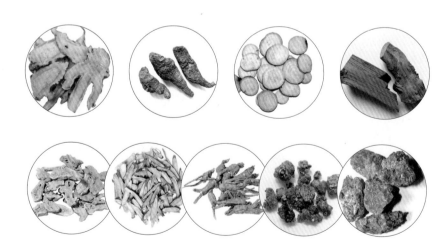

【**用法**】 水煎服。

【**功用**】 补气养血，祛瘀安胎。

【**主治**】 妊娠跌损，致伤胎元，腹中疼痛，势如将堕。

【**方义方解**】 方中当归、白芍、生地黄养血滋阴；人参、白术、甘草、益气健脾；苏木、乳香、没药活血祛瘀。全方大补气血兼活血散瘀，妙在去瘀而不伤胎，补气血而不凝滞，更少通利之害，而跌闪之伤愈，胎则安。

【方论精粹】

《傅青主女科·妊娠·妊娠跌损（四十五）》："此方之妙，妙在既能祛瘀而不伤胎，又能补气补血，而不凝滞，周无通利之害，亦痊跌闪之伤，有益无损，大建奇功，即此方与。然不特治怀孕之闪挫也，即无娠闪挫，亦可用之。"

苏 木

药 材 档 案

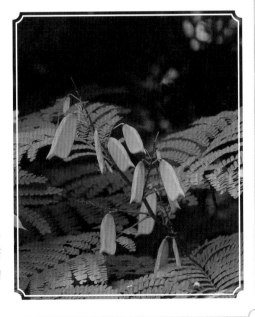

【**别名**】赤木、红柴、苏方木。

【**药材特征**】本品呈长圆柱形或对剖半圆柱形，长 10 ～ 100 厘米，直径 3 ～ 12 厘米。表面黄红色至棕红色，具刀削痕，常见纵向裂缝。质坚硬。断面略具光泽，年轮明显，有的可见暗棕色、质松、带亮星的髓部。气微，味微涩。

【**性味归经**】甘、咸，平。归心、肝、脾经。

【**功效主治**】活血祛瘀，消肿止痛。用于跌打损伤，骨折筋伤，瘀滞肿痛，经闭痛经，产后瘀阻，胸腹刺痛，痈疽肿痛。

助气补漏汤

> 助气补漏用人参，生地白芍酒黄芩，
> 益母续断生甘草，气虚胎漏力能任。

【方源】 《傅青主女科·妊娠·妊娠小便下血病名胎漏（四十六）》："妊妇有胎不动腹不疼，而小便中时常有血流出者，人以为血虚胎漏也，谁知气虚不能摄血乎！夫血只能荫胎，而胎中之荫血，必赖气以卫之，气虚下陷，则荫胎之血亦随气而陷矣。然则气虚下陷，而血未尝虚，似不应与气同陷也。不知气乃血之卫，血赖气以固，气虚则血无凭依，无凭依必躁急，躁急必生邪热。血寒则静，血热则动，动则外出而莫能遏，又安得不下流乎！倘气不虚而血热，则必大崩，而不止些微之漏矣。治法宜补其气之不足，而泄其火之有余，则血不必止而自无不止矣。方用助气补漏汤。"

【组成】 人参30克，白芍（酒炒）15克，黄芩（酒炒黑）、生地黄（酒炒黑）各9克，续断6克，益母草、甘草各3克。

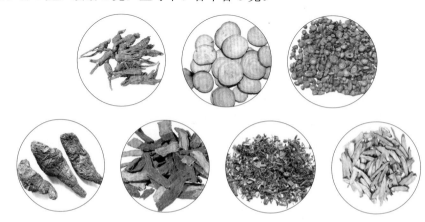

【用法】 水煎服。

【功用】 益气养阴，清热止血。

【主治】 妊妇腹不痛下血而胎漏者。

【方义方解】 方中人参、甘草益气；生地黄、白芍养血滋阴；黄芩清热泻阴火；益母草祛瘀生新；续断补肾固胎。全方益气摄血，气血俱旺而和谐，气摄血而血归经，各安其所，而胎漏愈。

【方论精粹】

《傅青主女科·妊娠·妊娠小便下血病名胎漏（四十六）》："此方用人参以补阳气，用黄芩以泄阴火。火泄则血不热而无欲动之机，气旺则血有依而无可漏之窍，气血俱旺而和谐，自然归经而各安其所矣，又安有漏泄之患哉！"

黄 芩

药材档案

【别名】宿肠、腐肠、条芩、子芩、黄金茶根、土金茶根。

【药材特征】本品呈圆锥形，扭曲，长8～25厘米，直径1～3厘米。表面棕黄色或深黄色，有稀疏的疣状细根痕，上部较粗糙，有扭曲的纵皱或不规则的网纹，下部有顺纹和细皱。质硬而脆，易折断，断面黄色，中心红棕色；老根中心呈枯朽状或中空，暗棕色或棕黑色。气微，味苦。

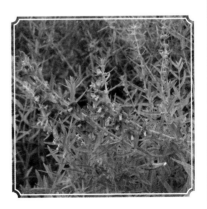

栽培品较细长，多有分枝。表面浅黄棕色，外皮紧贴，纵皱纹较细腻。断面黄色或浅黄色，略呈角质样。味微苦。

【性味归经】苦，寒。归肺、胆、脾、大肠、小肠经。

【功效主治】清热燥湿，泻火解毒，止血，安胎。用于湿温、暑湿，胸闷呕恶，湿热痞满，泻痢，黄疸，肺热咳嗽，高热烦渴，血热吐衄，痈肿疮毒，胎动不安。

扶气止啼汤

【方歌】

> 妊妇怀胎七八月，忽然儿在腹中鸣。
> 腰间隐隐常作痛，母气虚甚此病生。
> 扶气止啼人参熹，黄芪当归麦门冬。
> 橘红甘草天花粉，肺气健旺子无声。

【方源】 《傅青主女科·妊娠·妊娠子鸣（四十七）》："妊妇怀胎至七八个月，忽然儿啼腹中，腰间隐隐作痛，人以为胎热之过也，谁知是气虚之故乎！治宜大补其气，方用扶气止啼汤。"

【组成】 人参、黄芪（生用）、麦冬（去心）各30克，当归（酒洗）15克，橘红1.5克，甘草、天花粉各3克。

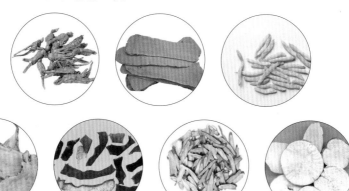

【用法】 水煎服。1剂而啼即止，2剂不再啼。

【功用】 补气。

【主治】 妊娠气虚子鸣，怀胎至7～8个月，忽然儿啼腹中，腰间隐隐作痛。

【方义方解】 方中人参、黄芪、麦冬、当归、甘草补肺气，可谓肺主气是也；天花粉养阴生津；橘红行气。全方大补其气，使气旺则胞胎之气亦旺，使母之气与子之气和谐，则子安而啼息。

【方论精粹】

《傅青主女科·妊娠·妊娠子鸣（四十七）》："此方用人参、黄芪、麦冬以补肺气，使肺气旺，则胞胎之气亦旺，胞胎之气旺，则胞中之子气有不随母之气以为呼吸者，未之有也。"

黄 芪
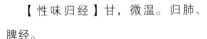

【别名】绵芪、绵黄芪、黄耆、箭芪。

【药材特征】本品呈圆柱形。有的有分枝，上端较粗，长 30 ~ 90 厘米，直径 1 ~ 3.5 厘米。表面淡棕黄色或淡棕褐色，有不整齐的纵皱纹或纵沟。质硬而韧，不易折断，断面纤维性强，并显粉性，皮部黄白色，木部淡黄色，有放射状纹理及裂隙，老根中心偶呈枯朽状，黑褐色或呈空洞。气微，味微甜，嚼之微有豆腥味。

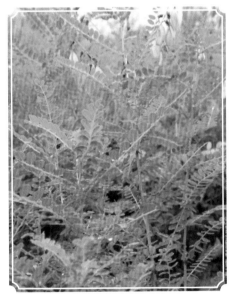

【性味归经】甘，微温。归肺、脾经。

【功效主治】补气升阳，固表止汗，利水消肿，生津养血，行滞通痹，托毒排脓，敛疮生肌。用于气虚乏力，食少便溏，中气下陷，久泻脱肛，便血崩漏，表虚自汗，气虚水肿，内热消渴，血虚萎黄，半身不遂，痹痛麻木，痈疽难溃，久溃不敛。

息焚安胎汤

【方歌】

> 妊娠腰腹痛难当，烦躁发狂欲饮凉。
> 胃火太盛灼肾水，胎无水润堕须防。
> 息焚安胎用人参，青蒿白术天花粉。
> 生地知母白茯苓，火尽胎安定心神。

【方源】《傅青主女科·妊娠·妊娠腰腹疼渴汗燥狂即子狂（四十八）》："妇人怀妊有口渴汗出，大饮冷水，而烦躁发狂，腰腹疼痛，以致胎欲堕者，人莫不谓火盛之极也，抑知是何经之火盛乎？此乃胃火炎炽，熬煎胞胎之水，以致胞胎之水涸，胎失所养，故动而不安耳。夫胃为水谷之海，多气多血之经，所以养五脏六腑者，盖万物皆生于土，土气厚而物始生，土气薄而物必死。然土气之所以能厚者，全赖火气之来生也。胃之能化水谷者，亦赖火气之能化也。今胃中有火，宜乎生土，何以火盛而反致害乎？不知无火难以生土，而火又多能烁水。虽土中有火土不死，然亦必有水方不燥，使胃火太旺，必致烁干肾水，土中无水，则自润不足，又何以分润胞胎。土烁之极，火势炎蒸，犯心越神，儿胎受逼，安得不下坠乎！经所谓'二阳之病友心脾'者，正此义也。治法必须泻火滋水，使水气得旺，则火气自平，火平则汗、狂、躁、渴自除矣。方用息焚安胎汤。"

【组成】 生地黄（酒炒）30克，青蒿、白术（土炒）各15克，白茯苓、人参各9克，知母、天花粉各6克。

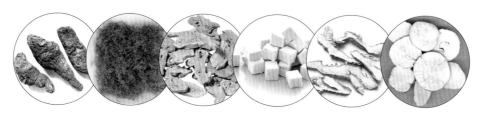

【用法】 水煎服。

【功用】 清热滋阴，健脾安胎。

【主治】 妇人怀孕，胃火炎炽，熬煎胞胎之水，以致胞胎之水涸，胎失所养，而见口渴汗出，大饮冷水，烦躁发狂，腰腹疼痛，胎欲堕者。

【方义方解】 方中生地黄养阴；青蒿清热凉血；知母滋阴泻火；天花粉养阴生津；人参、茯苓、白术健脾以生血。全方泻火滋水，水旺火平，而胎自安。

【方论精粹】

《傅青主女科·妊娠·妊娠腰腹疼渴汗燥狂即子狂（四十八）》："此方药料颇重，恐人虑不胜，而不敢全用，又不得不再为嘱之。怀胎而火胜若此，非大剂何以能躅，火不息则狂不止，而胎能安耶！况药料虽多，均是滋水之味，益而无损，勿过虑也。"

青 蒿

药材档案

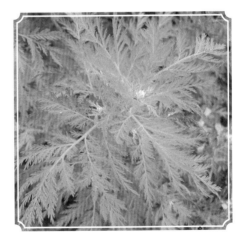

【别名】草蒿、苦蒿、香蒿、蒿子。

【药材特征】本品茎呈圆柱形，上部多分枝，长 30 ~ 80 厘米，直径 0.2 ~ 0.6 厘米；表面黄绿色或棕黄色，具纵棱线。质略硬，易折断，断面中部有髓。叶互生，暗绿色或棕绿色，卷缩易碎，完整者展平后为三回羽状深裂，裂片及小裂片矩圆形或长椭圆形，两面被短毛。气香特异，味微苦。

【性味归经】苦、辛，寒。归肝、胆经。

【功效主治】清虚热，除骨蒸，解暑热，截疟，退黄。用于温邪伤阴、夜热早凉、阴虚发热、骨蒸劳热、暑邪发热、疟疾寒热、湿热黄疸。

消恶安胎汤

【方歌】

> 妊娠中恶是因何，痰多遇祟起病疴。
> 古洞幽岩休进步，阴寒庙宇亦招魔。
> 消恶安胎用归芍，白术茯苓人参草。
> 陈皮花粉苏叶沉，大补气血功效高。

【方源】《傅青主女科·妊娠·妊娠中恶（四十九）》："妇人怀子在身，痰多吐涎，偶遇鬼神祟恶，忽然腹中疼痛，胎向上顶。人疑为子悬之病也，谁知是中恶而胎不安乎。大凡不正之气，最易伤胎。故有孕之妇，断不宜入庙烧香与僻静阴寒之地，如古洞幽岩，皆不可登。盖邪祟多在神宇潜踪，幽阴岩洞亦其往来游戏之所，触之最易相犯，不可不深戒也。况孕妇又多痰饮，眼目易眩，目一眩如有妄见，此招祟之因痰而起也。人云怪病每起于痰，其信然欤。治法似宜以治痰为主，然治痰必至耗气，气虚而痰难消化，胎必动摇。必须补气以生血，补血以活痰，再加以清痰之品，则气血不亏，痰亦易化矣。方用消恶安胎汤。"

【组成】当归（酒洗）、白芍（酒洗）各30克，白术（土炒）、茯苓各15克，人参、天花粉各9克，甘草、沉香（研末）、紫苏叶各3克，陈皮1.5克。

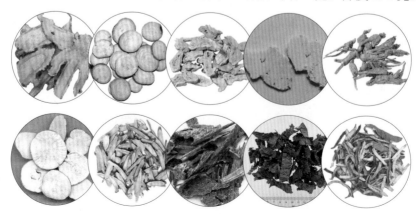

【用法】 水煎。服 1 剂而狂少平，2 剂而狂大定，3 剂而火尽解，胎安。

【功用】 益气补血，健脾化痰。

【主治】 妇人怀子在身，痰多吐涎，忽然腹中疼痛，胎向上顶。

【方义方解】 方中人参、白术、茯苓、甘草补气健脾；当归、白芍养血滋阴；天花粉养阴生津；陈皮、紫苏叶理气、化痰；沉香调中止痛。全方大补气血，唯图固本，正足则邪自消，痰清而胎亦自定矣。

【方论精粹】

《傅青主女科·妊娠·妊娠中恶（四十九）》："此方大补气血，辅正邪自除之义也。辅正逐邪，方极平正。如此可知，金石之药以化痰者，皆矜奇立异，欲速取效，不知暗耗人之真气。戒之！"

甘 草

药材档案

【别名】甜草、甜草根、密草、红甘草、粉草、粉甘草、国老。

【药材特征】甘草：根呈圆柱形，长 25 ～ 100 厘米，直径 0.6 ～ 3.5 厘米。外皮松紧不一。表面红棕色或灰棕色，具显著的纵皱纹、沟纹、皮孔及稀疏的细根痕。质坚实，断面略显纤维性，黄白色，粉性，形成层环明显，射线放射状，有的有裂隙。根茎呈圆柱形，表面有芽痕，断面中部有髓。气微，味甜而特殊。

胀果甘草：根及根茎木质粗壮，有的分枝，外皮粗糙，多灰棕色或灰褐色。质坚硬，木质纤维多，粉性小。根茎不定芽多而粗大。

【性味归经】甘，平。归心、肺、脾、胃经。

【功效主治】补脾益气，清热解毒，祛痰止咳，缓急止痛，调和诸药。用于脾胃虚弱，倦怠乏力，心悸气短，咳嗽痰多，脘腹、四肢挛急疼痛，痈肿疮毒，缓解药物毒性、烈性。

利气泻火汤

> 利气泻火参术草，熟地归芍加之好，
> 芡实黄芩共加味，气血调和将胎保。

【方源】 《傅青主女科·妊娠·妊娠多怒堕胎（五十）》："妇人有怀妊之后，未至成形，或已成形，其胎必堕，人皆曰气血衰微，不能固胎也，谁知是性急怒多，肝火大动而不静乎！夫肝本藏血。肝怒则不藏，不藏则血难固。盖肝虽属木，而木中实寄龙雷之火，所谓相火是也。相火宜静不宜动，静则安，动则炽。况木中之火，又易动而难静。人生无日无动之时，即无日非动火之时。大怒则火益动矣，火动而不可止遏，则火势飞扬，不能生气养胎，而反食气伤精矣。精伤则胎无所养，势必不坠而不已。经所谓'少火生气，壮火食气'，正此义也。治法宜平其肝中之火，利其腰脐之气，便气生失血而血清其火，则庶几矣。方用利气泻火汤。"

【组成】 人参、当归（酒洗）、芡实（炒）各9克，白术（土炒）30克，甘草3克，熟地黄（九蒸）、白芍（酒炒）15克，黄芩（酒炒）6克。

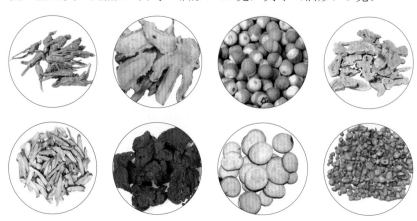

【**用法**】 水煎服。服 60 剂而胎不坠矣。

【**功用**】 平肝泻火。

【**主治**】 妊娠多怒堕胎。

【**方义方解**】 方中人参、白术、甘草补气；黄芩于补气之中以泻火；芡实益肾固精；熟地黄、当归、白芍养血滋阴以壮水。血不燥而气得和，怒气息而火自平。

【方论精粹】

《傅青主女科·妊娠·妊娠多怒堕胎（五十）》："此方名虽利气而实补气也。然补气而不加以泻火之品，则气旺而火不能平，必反害其气也。故加黄芩于补气之中以泻火。又有熟地、归、芍以滋肝而壮水之主，则血不燥而气得和，怒气息而火自平，不必利气而气无不利，即无往而不利矣。"

芡 实

药 材 档 案

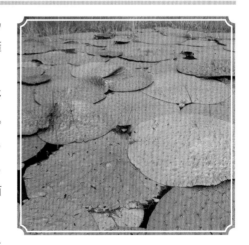

【**别名**】鸿头、卯菱、雁头、鸟头、水流黄、鸡头实、水鸡头、雁喙实。

【**药材特征**】本品呈类球形，多为破粒，完整者直径 5 ~ 8 毫米。表面有棕红色内种皮，一端黄白色，约占全体 1/3，有凹点状的种脐痕，除去内种皮显白色。质较硬，断面白色，粉性。气微，味淡。

【**性味归经**】甘、涩，平。归脾、肾经。

【**功效主治**】益肾固精，补脾止泻，除湿止带。用于遗精滑精，遗尿尿频，脾虚久泻，白浊，带下。

治小产方

固气填精汤

【方歌】

> 行房小产血崩急，固气填精黑荆芥，
> 人参黄芪佐白术，当归熟地冲三七。

【方源】 《傅青主女科·小产·行房小产（五十一）》："妊妇因行房癫狂致小产，血崩不止。人以为火动之极也，谁知是气脱之故乎！大凡妇人之怀妊也，赖肾水以荫胎。水源不足，则火易沸腾。加以久战不已，则火必大动，再至兴酣癫狂，精必大泄。精大泄则肾水益涸，而龙雷相火益炽。水火两病，胎不能固而堕矣。胎堕而火犹未息，故血随火而崩下，有不可止遏之势。人谓火动之极，亦未为大误也。但血崩本于气虚，火盛本于水亏，肾水既亏，则气之生源涸矣；气源既涸，而气有不脱者乎？此火动是标，而气脱是本也。经云：'治病必求其本'。本固而标自立矣。若只以止血为主，而不急固其气，则气散不能速回，而血何由止！不大补其精，则水涸不能速长，而火且益炽，不揣其本，而齐其末，山未见有能济者也。方用固气填精汤。"

【组成】 人参、黄芪（生用）、熟地黄（9 蒸）各 30 克，白术（土炒）、当归（酒洗）各 15 克，三七（研末，冲）9 克，荆芥穗（炒黑）6 克。

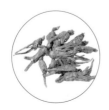
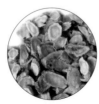
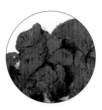

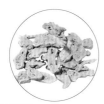 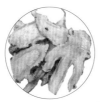 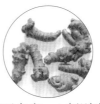

【用法】　水煎服。服 1 剂而血止，2 剂而身安，4 剂则痊愈。

【功用】　急固其气，大补其精。

【主治】　妊妇因行房气脱，水亏火盛，以致小产，血崩不止。

【方义方解】　本方治证乃因孕后房事过度，损伤胎元，血海不藏，阴血不守，气随血脱所致。证较危重，故立补气摄血、填精固脱治法治疗，此即"血脱者益其气"之意。方中重用人参大补元气，挽救气脱，亦有急固无形之气以摄有形之血，而救其急的作用。黄芪、白术健脾补气。熟地黄、当归滋补阴血，以治耗脱而致之血虚；三七、黑荆芥入血分以止血，与人参、黄芪同用，标本兼顾，补气固本与止血治标并用，配伍至妙。诸药合用，共达补气摄血固脱、养血补虚之效。

【运用】

　　1. **辨证要点**　临床以小产血崩不止，面色苍白，汗出肢冷，舌淡，脉微弱为辨证要点。

　　2. **加减变化**　若年逾四十者，因其气虚火衰，宜倍用参芪，熟地黄减半，以大补元气，以防气脱不救；下血多者，加生地炭、阿胶止血滋阴；如血脱及气，有亡阳表现者，加制附子以回阳救脱；如血崩不止者，加贯众炭以止血；如胎未坠者，去红花、牡丹皮，加杜仲（炒炭）、续断（炒黑）以补肾固胎止血。

　　3. **现代运用**　可用治小产出血过多之休克、过期流产等属血脱及气者。

　　4. **注意事项**　当归虽可补血，但亦能活血，如无血滞表现者，运用时宜去之。如病情危急时，应同时配合输血补液及抗休克疗法。

【方论精粹】

　　《傅青主女科·小产·行房小产（五十一）》："此方之妙，妙在不去清火，而惟补气补精，其奏功独神者，以诸药温润能除大热也。盖热是虚，故补气自能摄血，补精自能止血，意在本也。"

理气散瘀汤

【方歌】

> 理气散瘀用人参，当归黄芪丹茯苓，
> 红花姜炭可活血，跌闪小产此方中。

【方源】《傅青主女科·小产·跌闪小产（五十二）》："妊妇有跌扑闪挫，遂致小产，血流紫块，昏晕欲绝者，人皆曰瘀血作祟也，谁知是血室损伤乎！夫血室与胞胎相连，如唇齿之相依。胞胎有伤，则血室亦损，唇亡齿寒，理有必然也。然胞胎伤损而流血者，其伤浅，血室伤损而流血者，其伤深。伤之浅者，疼在腹，伤之深者，晕在心。同一跌扑损伤，而未小产与已小产，治各不同。未小产而胎不安者，宜顾其胎，而不可轻去其血。已小产而血大崩，宜散其瘀，而不可重伤其气。盖胎已堕，血既脱，而血室空虚，唯气存耳。倘或再伤其气，安保无气脱之忧乎！经云：'血为营，气为卫'。使卫有不固，则营无依而安矣。故必补气以生血，新血生而瘀血自散矣。方用理气散瘀汤。"

【组成】人参、黄芪（生用）各30克，当归（酒洗）、姜炭各15克，茯苓、牡丹皮各9克，红花3克。

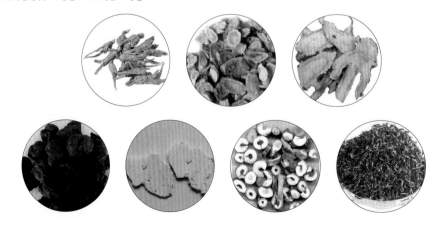

【用法】 水煎服。

【功用】 补气益血，活血散瘀。

【主治】 跌闪小产，血流紫块，昏晕欲绝。

【方义方解】 方中用党参、黄芪大补元气，使流产后之气血迅速恢复，增强祛瘀排毒之力。当归、红花、牡丹皮养血活血，冲任充盛则瘀血排出通畅。茯苓健脾利湿，水道利则血利。炮姜温经止血，防出血过多。温经而不凉血是取产后不宜凉之意，凉血血凝为瘀，温则瘀化经行。

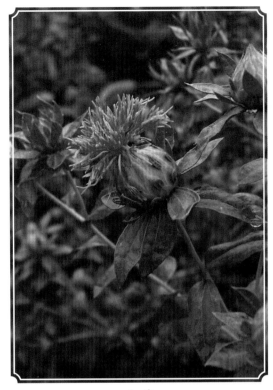

红花

【运用】

1. **辨证要点** 临床以阴道少量出血，腰酸，面色无华，舌淡红苔薄白，脉细无力为辨证要点。

2. **加减变化** 胎未堕，宜加杜仲（炒炭）、续断（炒黑）各3克；血崩不止，加贯众炭9克；血闭心晕，加延胡索炭3克。

3. **现代运用** 常用于治疗流产后宫内残留、阴道出血不止、腹痛等。

【方论精粹】

《傅青主女科·小产·跌闪小产（五十二）》："此方用人参、黄芪以补气，气旺则血可摄也。用当归，丹皮以生血，血生则瘀难留也。用红花、黑姜以活血，血活则晕可除也。用茯苓以利水，水利则血易归经也。"

加减四物汤

【方歌】

> 加减四物用当归，白芍川芎大熟地，
> 山药山萸丹栀子，便结小产功最奇。

【方源】 《傅青主女科·小产·大便干结小产（五十三）》："妊妇有口渴烦躁，舌上生疮，两唇肿裂，大便干结，数日不得通，以致腹疼小产者，人皆曰大肠之火热也，谁知是血热烁胎乎！夫血所以养胎也，温和则胎受其益，太热则胎受其损。如其热久烁之，则儿在胞胎之中，若有探汤之苦，难以存活，则必外越下奔，以避炎气之逼迫，欲其胎之下坠也，得乎？然则血荫乎胎，则血必虚耗。血者阴也，虚则阳亢，亢则害矣。且血乃阴水所化，血日荫胎，取给刻不容缓。而火炽阴水不能速生以化血，所以阴虚火动。阴中无非火气，血中亦无非火气矣，两火相合，焚逼胎儿，此胎之气所以下坠也。治法宜清胞中之火，补肾中之精，则可已矣。或疑儿已下坠，何故再顾其胞？血不荫胎，何必大补其水？殊不知火动之极，以致胎坠，则胞中纯是一团火气，此火乃虚火也。实火可泄，而虚火宜于补中清之，则虚火易散，而真火可生。倘一味清凉以降火，全不顾胞胎之虚实，势必至寒气逼人，胃中生气萧索矣。胃乃二阳，资养五脏者也。胃阳不生，何以化精微以生阴水乎！有不变为劳瘵者几希矣。方用加减四物汤。"

【组成】 熟地黄（九蒸）15克，白芍（生用）、山药（炒）、牡丹皮（炒）各9克，当归（酒洗）30克，川芎、栀子（炒）各3克，山茱萸（蒸，去核）6克。

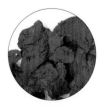 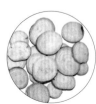 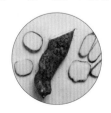 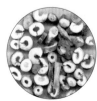

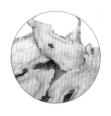 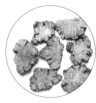 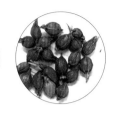 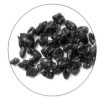

【用法】　水煎。服 4 ～ 5 剂而愈矣。

【功用】　清胞中之火，补肾中之精。

【主治】　妊妇口渴烦躁，舌上生疮，两唇肿裂，大便干结，数日不通，以致血热烁胎，腹疼小产者。

【方义方解】　此方实由四物汤合六味地黄汤去茯苓、泽泻而成。方中重用当归以养血活血；辅以熟地黄、山茱萸、山药滋肾填精并健脾；白芍和营止痛；少佐牡丹皮、栀子以清血中之热。由此则肾中之精可补，而胞中之火亦可清矣。

【方论精粹】

《傅青主女科·小产·大便干结小产（五十三）》："丹皮性极凉血，产后用之，最防阴凝之害，慎之！此方加条芩二钱，尤妙。"

牡丹皮

药材档案

【别名】丹根、丹皮、牡丹根皮。

【药材特征】本品呈筒状或半筒状，有纵剖开的裂缝，略向内卷曲或张开，长 5 ～ 20 厘米，直径 0.5 ～ 1.2 厘米，厚 0.1 ～ 0.4 厘米。外表面灰褐色或黄褐色，有多数横长皮孔样突起及细根痕，栓皮脱落处粉红色。内表面淡灰黄色或浅棕色，有明显的细纵纹，常见发亮的结晶。质硬而脆，易折断，断面较平坦，淡粉红色，粉性。气芳香，味微苦而涩。

【性味归经】苦、辛，微寒。归心、肝、肾经。

【功效主治】清热凉血，活血化瘀。用于热入营血，温毒发斑，吐血衄血，夜热早凉，无汗骨蒸，经闭痛经，痈肿疮毒，跌仆伤痛。

黄芪补气汤

> 黄芪补气用当归，肉桂散寒功独奇，
> 畏寒腹痛致小产，连服五剂即可愈。

【方源】 《傅青主女科·小产·畏寒腹疼小产（五十四）》："妊妇有畏寒腹疼，因而堕胎者，人只知下部太寒也，谁知是气虚不能摄胎乎！夫人生于火，亦养于火，非气不充，气旺则火旺，气衰则火衰。人之所以坐胎者，受父母先天之真火也。先天之真火，即先天之真气以成之。故胎成于气，亦摄于气，气旺则胎牢，气衰则胎堕，胎日加长，而气日加衰，安得不堕哉！况又遇寒气外侵，则内之火气更微，火气微则长养无资，此胎之不能不堕也。使当其腹疼之时，即用人参、干姜之类，补气祛寒，则可以疼止而胎安。无如人拘于妊娠之药禁而不敢用，因致堕胎，而仅存几微之气，不急救气，尚有何法。方用黄芪补气汤。"

【组成】 黄芪（生用）60克，肉桂（去粗皮，研）1.5克，当归（酒洗）30克。

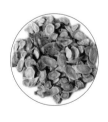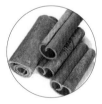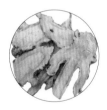

【用法】 煎服。可1日服用3次，早、午、晚空腹时服。

【功用】 补气养血。

【主治】 因冲任虚损，气血虚弱不能摄胎者，伴有畏寒腹痛。

【方义方解】 方中重用黄芪补气，以资生血之源，辅当归以养血，因气血相生，气为血之帅，血为气之母，气无血则无以化，血无气则无以生，气旺则火旺，火旺则血旺。少助肉桂以助真火，并能散寒止痛。此方虽仅由3味药组成，但切合病症，可达补气养血、温阳散寒之功。

【方论精粹】

秦伯未《中医临证备要》："黄芪乃补气之圣药，如何补血独效。盖气无形，血则有形。有形不能速生，必得无形之气以生之。黄芪用之于当归之中，自能助之以生血也。夫当归原能生血，首要功效就是补血养血安胎。何藉黄芪，不知血药生血其功缓，气药生血其功速，况气分血分之药，合而相同，则血得气而速生。肉桂补火助阳，引火归原，散寒止痛，养血通经。用于宫冷、心腹冷痛、虚寒等有温经通脉之功效，三合用又何疑哉。"

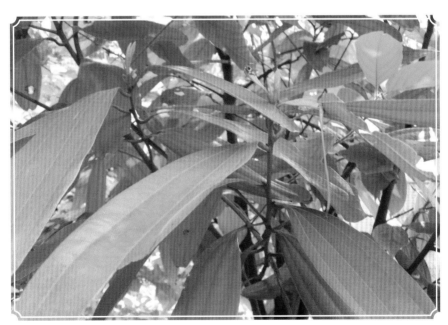

肉桂

引气归血汤

【方歌】

> 引气归血酒白芍，白术香附郁金草，
> 丹麦姜炭黑芥穗，气血双归腹痛消。

【方源】 《傅青主女科·小产·大怒小产（五十五）》："妊妇有大怒之后，忽然腹疼吐血，因而堕胎。及堕胎之后，腹疼仍未止者，人以为肝之怒火未退也，谁知是血不归经而然乎！夫肝所以藏血者也。大怒则血不能藏，宜失血而不当堕胎，何为失血而胎亦随堕乎？不知肝性最急，血门不闭，其血直捣于胞胎，胞胎之系，通于心肾之间，肝血来冲，必断绝心肾之路。胎因心肾之路断，胞胎失水火之养，所以堕也。胎既堕矣，而腹疼如故者，盖因心肾未接，欲续无计，彼此痛伤肝气，欲归于心而心不受，欲归于肾而肾不纳，故血犹未静而疼无已也。治法宜引肝之血，仍入于肝，而腹疼自已矣。然徒引肝之血而不平肝之气，则气逆而不易转，即血逆而不易归也。方用引气归血汤。"

【组成】 白芍（酒炒）、当归（酒洗）各15克，白术（土炒）、黑芥穗、牡丹皮、麦冬（去心）各9克，甘草、郁金（醋炒）各3克，姜炭、香附（酒炒）各1.5克。

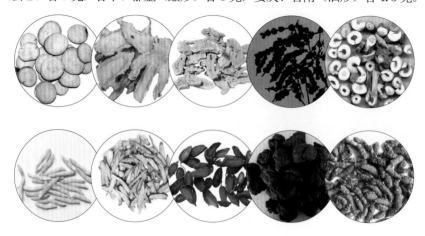

【**用法**】 水煎服。

【**功用**】 疏肝解郁，养血健脾。

【**主治**】 孕妇大怒之后，突然腹疼吐血，因而堕胎，及堕胎之后，腹疼仍未止者。

【**方义方解**】 此方中当归、白芍养血柔肝平肝；牡丹皮清泻肝经血分郁火；香附、郁金疏肝解郁；麦冬入心经养阴润燥；黑芥穗引经归血；姜炭止血；白术健脾通血，甘草配白芍缓急止痛。诸药共奏平肝降逆止血之效。

【方论精粹】

《傅青主女科·小产·大怒小产（五十五）》："此方名为引气，其实仍是引血也，引血亦所以引气，气归于肝之中，血亦归于肝之内，气血两归，而腹疼自止矣。"

香 附

药材档案

【**别名**】蓑草、香附米、莎草根、香附子、三棱草根。

【**药材特征**】本品多呈纺锤形，有的略弯曲，长 2 ~ 3.5 厘米，直径 0.5 ~ 1 厘米。表面棕褐色或黑褐色，有纵皱纹。并有 6 ~ 10 个略隆起的环节，节上有未除净的棕色毛须及须根断痕；去净毛须者较光滑，环节不明显。质硬，经蒸煮者断面黄棕色或红棕色，角质样。生晒者断面色白而显粉性，内皮层环纹明显，中柱色较深。点状维管束散在。气香，味微苦。

【**性味归经**】辛、微苦、微甘，平。归肝、脾、三焦经。

【**功效主治**】疏肝解郁，理气宽中，调经止痛。用于肝郁气滞，胸胁胀痛，疝气疼痛，乳房胀痛，脾胃气滞，脘腹痞闷，胀满疼痛，月经不调，经闭痛经。

治难产方

送子丹

【方歌】

> 送子丹用生黄芪，麦冬熟地加当归，
> 血虚难产气亦弱，急服两剂子必离。

【方源】《傅青主女科·难产·血虚难产（五十六）》："妊娠有腹疼数日，不能生产。人皆曰气虚力弱，不能送子出产门，谁知是血虚胶滞，胞中无血，儿难转身乎！夫胎之成，成于肾脏之精，而胎之养，养于五脏六腑之血，故血旺则子易生，血衰则子难产。所以临产之前，宜用补血之药。补血而血不能遽生，必更兼补气以生之，然不可纯补其气也，恐阳过于旺，则血仍不足，偏胜之害，必有升而无降，亦难产之渐也。防微杜渐，其唯气血兼补乎。使气血并旺，则气能推送，而血足以济之，是汪洋之中自不难转身也，又何有胶滞之患乎！方用送子丹。"

【组成】 生黄芪、当归（酒洗）、麦冬（去心）各30克，熟地黄（九蒸）15克，川芎9克。

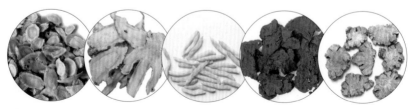

【用法】 水煎，连服两剂。

【功用】 补气补血，催生送子。

【**主治**】 血虚难产。

【**方义方解**】 方中生黄芪补益中气，气足以推送胞胎；熟地黄、麦冬、当归、川芎养血益阴，血旺以润泽胞胎。血旺则气得所养，气足则血得所依，气血俱旺，以收润胎催产之效。

【**运用**】

1. **辨证要点** 临床以产时阵痛微弱，宫缩不强，产程过长，神倦乏力，心悸气短，或用力过早，努责无力，面色苍白，舌淡，苔薄，脉虚大或细弱为辨证要点。

2. **加减变化** 若头产交骨不开，加炙龟甲 9 克。

【方论精粹】

《傅青主女科·难产·血虚难产（五十六）》："此补血补气之药也。二者相较，补血之味，多于补气之品。盖补气止用黄芪一味，其余无非补血之品，血旺气得所养，气生血得所依，胞胎润泽，自然易产。譬如舟遇水浅之处，虽大用人力，终难推行，忽逢春水泛滥，舟自跃跃欲行，再得顺风以送之，有不扬帆而迅行者乎！"

川 芎
药 材 档 案

【别名】香果、台芎、西芎、杜芎。

【药材特征】本品为不规则结节状拳形团块，直径 2 ~ 7 厘米。表面黄褐色，粗糙皱缩，有多数平行隆起的轮节，顶端有凹陷的类圆形茎痕，下侧及轮节上有多数小瘤状根痕。质坚实，不易折断，断面黄白色或灰黄色，散有黄棕色的油室，形成层环呈波状。气浓香，味苦、辛，稍有麻舌感，微回甜。

【性味归经】辛，温。归肝、胆、心包经。

【功效主治】活血行气，祛风止痛。用于胸痹心痛，胸胁刺痛，跌仆肿痛，月经不调，经闭痛经，癥瘕腹痛，头痛，风湿痹痛。

降子汤

【方歌】

> 降子汤中当归芎，红花牛膝及人参，
> 开骨须用柞木枝，骨闭难产此方中。

【方源】 《傅青主女科·难产·交骨不开难产（五十七）》："妊妇有儿到产门，竟不能下，此危急存亡之时也，人以为胞胎先破，水干不能滑利也，谁知是交骨不开之故乎！……故欲交骨之开，必须于补气补血之中，而加开骨之品，两相合治，自无不开之患，不必催生，而儿自迅下，母子俱无恙矣。方用降子汤。"

【组成】 当归、柞木枝各30克，人参、川芎各15克，红花3克，川牛膝9克。

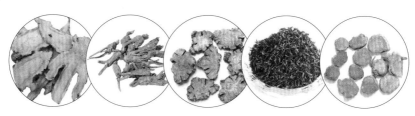

【用法】 水煎服。

【功用】 开交骨，助产。

【主治】 交骨不开难产。

【方义方解】 方中用人参补气，用归、芎补血，用红花活血，用牛膝下降，用柞木开关。君臣佐使，同心协力，所以取效甚神，用开于补之内也。虽单服柞木亦能骨开，但无补气补血之药，则开不易合。儿门不关，不无风入之忧，不若用此方而能开能闭之为妙也。至于儿未到门，万不可先用柞木以开其门，然用降子散亦正无碍，以其补气、补血耳。若单用柞木，必须俟儿头到门，而后用之也。

【方论精粹】

《傅青主女科·难产·交骨不开难产（五十七）》："此方用人参以补气，芎、归以补血，红花以活血，牛膝以降下，柞木枝以开关解骨，君臣左使同心协力，所以取效如神，在用开克、于补之中也。然单用柞木枝亦能开骨，但不补气与血，恐开而难合，未免有下部中风之患，不若此方之能开能合之为神妙也。至于儿未临门之时万不可先用柞木以开其门。然用降子汤亦正无妨，以其能补气血耳。若欲单用柞木，必须候到门而后可。"

牛 膝
药材档案

【别名】百倍、牛茎、山苋菜、鸡胶骨、对节莱、怀牛膝。

【药材（饮片）特征】本品呈细长圆柱形，挺直或稍弯曲，长 15 ～ 70 厘米，直径 0.4 ～ 1 厘米。表面灰黄色或淡棕色，有微扭曲的细纵皱纹、排列稀疏的侧根痕和横长皮孔样的突起。质硬脆，易折断，受潮后变软，断面平坦，淡棕色，略呈角质样而油润，中心维管束木质部较大，黄白色，其外周散有多数黄白色点状维管束，断续排列成 2 ～ 4 轮。气微，味微甜而稍苦涩。

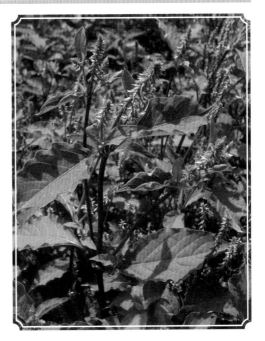

【性味归经】苦、甘、酸，平。归肝、肾经。

【功效主治】逐瘀通经，补肝肾，强筋骨，利尿通淋，引血下行。用于经闭，痛经，腰膝酸痛，筋骨无力，淋证，水肿，头痛，眩晕，牙痛，口疮，吐血，衄血。

转天汤

【方歌】

> 转天汤中用归芎，附子升麻牛膝参，
> 横生难产气血亏，连服两剂能顺生。

【方源】 《傅青主女科·难产·脚手先下难产（五十八）》："妊妇生产之际，有脚先下而儿不得下者，有手先下而儿不得下者，人以为横生倒产，至危之症也，……气血既亏，母身必弱，子在胞中，亦必弱。胎弱无力，欲转头向下而不能，此胎之所以有脚手先下者也。当是之时，急用针刺儿之手足，则儿必痛而缩入。急用转天汤以救顺之。"

【组成】 人参、当归（酒洗）各60克，川芎30克，川牛膝9克，升麻1.2克，附子（制）0.3克。

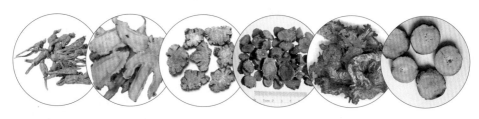

【用法】 水煎服。

【功用】 补气补血，催生转胎。

【主治】 手脚先下难产者。

【方义方解】 方中人参、当归、川芎、升麻可益气补血，活血催生转胎。若服3剂后，胎儿手足仍不转，可针刺产妇合谷穴，胎儿即下。不可用手探取，以免招致母子俱危。

【方论精粹】

《傅青主女科·难产·脚手先下难产（五十八）》："此方之妙，用人参以补气之亏，用芎归以补血之亏，人人皆知其义。若用升麻又用牛膝、附子，恐人未识其妙也。盖儿已身斜，非用提挈则头不易转，然转其身非用下行则身不易降。升麻、牛膝并用，而又用附子者，欲其无经不达，使气血迅速以催生也。"

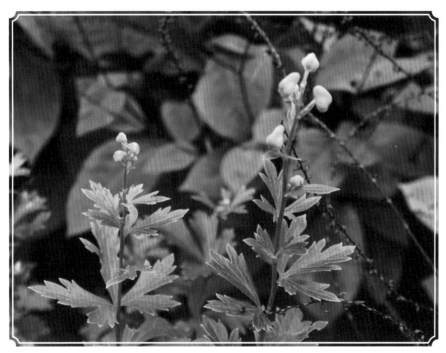

附子

舒气散

> 气逆难产舒气散，归芎人参白芍掺，
> 陈皮牛膝紫苏梗，柴胡葱白一服安。

【方源】 《傅青主女科·难产·气逆难产（五十九）》："妇人有生产数日而胎不下者，服催生之药，皆不见效，人以为交骨之难开也，谁知是气逆不行而然乎！夫交骨不开，固是难产，然儿头到产门而不能下者，方是交骨不开之故，自当用开骨之剂。若儿头尚未到产门，乃气逆不行，儿身难转，非交骨不开之故也。若开其交骨，则儿门大开，儿头未转而向下，必致变症非常，是儿门万万不可轻开也。大凡生产之时，切忌坐草太早。若儿未转头，原难骤生，乃早于坐草，产妇见儿许久不下，未免心怀恐惧，恐则神怯，怯则气下而不能升，气既不升，则上焦闭塞，而气乃逆矣。上气既逆，而上焦必胀满，而气益难行，气阻滞于上下之间，不利气而徒催生，则气愈逆而胎愈闭矣。治法但利其气，儿自转身而下矣。方用舒气散。"

【组成】 人参、当归（酒洗）各30克，川芎、白芍（酒炒）各15克，紫苏梗9克，牛膝6克，陈皮3克，柴胡2.4克，葱白22厘米。

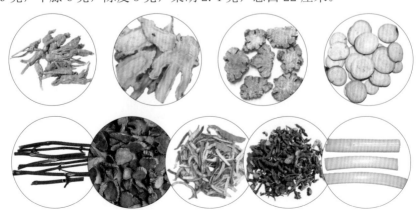

【**用法**】　水煎服。

【**功用**】　益气养血，疏肝降逆。

【**主治**】　妊娠气逆难产。

【**方义方解**】　方中人参益气，当归、川芎、白芍养血，气血足，则心气亦足，心气既足，而精神自定，神怯定，恐惧安，则气不逆上而转顺；方中更用紫苏梗、陈皮、柴胡以引气；牛膝以助胎儿下行之力；用葱白辛温以通阳，有助于补气利气。诸药合用，共奏益气养血、疏肝降逆之功。

【方论精粹】

《傅青主女科·难产·气逆难产（五十九）》："此方利气而实补气。盖气逆由于气虚，气虚易于恐惧，补其气而恐惧自定，恐惧定而气逆者将莫知其何以定也，何必开交骨之多事乎哉！"

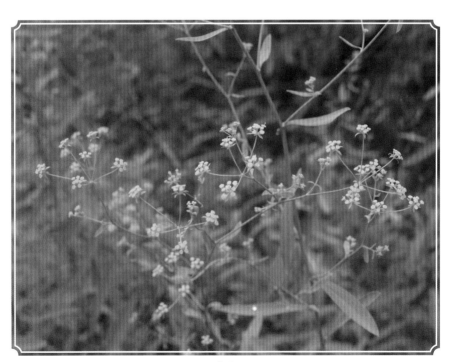

柴胡

救母丹

【方歌】

> 救母丹治临产危，子死产门用之宜，
> 参归川芎益母草，再加芥穗赤石脂。

【方源】 《傅青主女科·难产·子死产门难产（六十）》："妇人有生产三四日，儿已到产门，交骨不开，儿不得下，子死而母未亡者，服开骨之药不验，当有死亡之危。今幸而不死者，正因其子死而胞胎下坠，子母离开，母气已收，未至同子气俱绝也。治但救其母，而不必顾其子矣。然死子在产门，塞其下口，有致母死之患，宜用推送之法，补血以生水，补气以生血，使气血两旺，死子可出而存母命也。倘徒用降子之剂以坠之，则死子未必下，而母气先脱矣，非救援之善者也。山亲见此等之症，常用救母丹，活人颇多。"

【组成】 人参、川芎、益母草各30克，当归（酒洗）60克，赤石脂3克，芥穗（炒黑）9克。

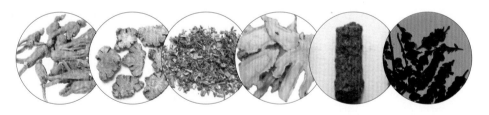

【用法】 水煎服。

【功用】 补气血，下死胎。

【主治】 妇人生产3～4日，儿已到产门，交骨不开，儿不得下，子死而母未亡者。

【方义方解】 方中人参大补元气，以助运胎之力；当归、川芎、益母草养血活血，以濡润产道，使胎滑易产；黑芥穗、赤石脂引血归经以止血，使胎下而不致流血过多。全方有补气血、下死胎之效。

【运用】

1. **辨证要点**　临床以孕期胎死胞中不下，小腹隐痛，或有冷感，或阴道流淡红色血水，头晕眼花，心悸气短，精神倦怠，面色苍白，舌淡，苔白，脉细弱为辨证要点。

2. **加减变化**　气血虚甚者，酌加黄芪、丹参补益气血；小腹冷痛者，酌加吴茱萸、乌药、艾叶温暖下元而行气下胎。

【方论精粹】

《傅青主女科·难产·子死产门难产（六十）》："此方用芎、归以补血，人参以补气，气旺血旺，则上能升而下能降。气能推而血能送；况益母草又善下死胎，石脂能下瘀血，自然一涌而出，无少阻滞矣。"

益母草
药 材 档 案

【别名】益母、坤草、茺蔚、野天麻、益母蒿、地母草。

【药材特征】鲜益母草：幼苗期无茎，基生叶圆心形，5～9浅裂，每裂片有2～3钝齿。花前期茎呈方柱形，上部多分枝，四面凹下成纵沟，长30～60厘米，直径0.2～0.5厘米。表面青绿色。质鲜嫩，断面中部有髓。叶交互对生，有柄。叶片青绿色，质鲜嫩，揉之有汁。下部茎生叶掌状3裂，上部叶羽状深裂或浅裂成3片，裂片全缘或具少数锯齿。气微，味微苦。

干益母草：茎表面灰绿色或黄绿色。体轻，质韧，断面中部有髓。叶片灰绿色，多皱缩、破碎，易脱落。轮伞花序腋生，小花淡紫色，花萼筒状，花冠二唇形。切段者长约2厘米。

【性味归经】苦、辛，微寒。归肝、心包、膀胱经。

【功效主治】活血调经，利尿消肿，清热解毒。用于月经不调，痛经经闭，恶露不尽，水肿尿少，疮疡肿毒。

疗儿散

【方歌】

> 疗儿散中参当归，乳香鬼臼川牛膝，
> 子死腹中产母危，水煎一剂胎即离。

【方源】《傅青主女科·难产·子死腹中难产（八十一）》："妇人有生产八七日，胞衣已破，而子不见下，人以为难产之故也，谁知是子已死于腹中乎！夫儿死于儿门之边易辨，而死于腹中难识。盖儿已到产门之边，未死者头必能伸能缩，已死者必然不动，即以手推之，亦必不动如故。若系未死，用手少拔其儿之发，儿必退入，故曰易辨。若儿死在腹中，何从而知之？然实有可辨而知之者。凡子死腹中，而母可救者，产母之面，必无煤黑之气，是子死而母无死气也。子死腹中而母难救，产母之面，必有烟熏之气，是子死而母亦无生机也。以此辨死生，断断不爽也。既知儿死腹中，不能用药以降之，危道也。若用霸道以泄之，亦危道也。盖生产至六七日，其母之气必甚困乏，乌能胜霸道之治，如用霸道以强逐其死子，恐死子下而母亦立亡矣。必须仍补其母，使母之气血旺，而死子自下也。方用疗儿散。"

【组成】人参20克，当归（酒洗）60克，川牛膝15克，乳香（去油）6克，鬼臼（研，水飞）9克。

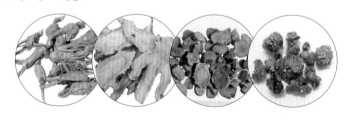

【用法】水煎服。

【功用】 益气养血，化瘀下胎。

【主治】 产妇气血虚弱，胎死不下。

【方义方解】 方中人参益气；重用当归以大补其血；乳香活血化瘀；鬼臼、川牛膝引死胎下行。诸药共奏益气养血、化瘀下胎益母之效。

【方论精粹】

《傅青主女科·难产·子死腹中难产（六十一）》："凡儿之降生，必先转其头。原因其母气血之虚，以致儿不能转头以向下，世人用催生之药，以耗儿之气血，则儿之气涌通达，反致闭闷而死于腹中，此实庸医杀之也。所以难产之疾，断断不可用催生之药，只宜补气补血，以壮其母，而全活婴儿之命，正无穷也。此方救儿死之母，仍大补气血，所以救其本也，谁知救本即所以催生哉！"

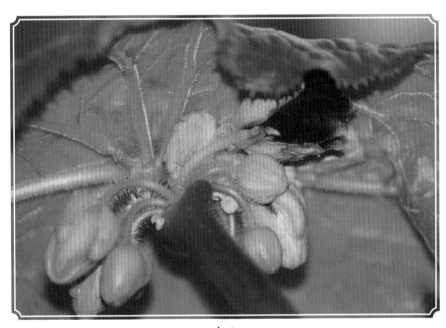

鬼臼

治正产方

送胞汤

【方歌】

> 送胞归芎黑芥穗，益母乳没麝香配，
> 胞衣不下因血枯，补血化瘀立可坠。

【方源】 《傅青主女科·正产·正产胞衣不下（六十二）》："产妇有儿已下地，而胞衣留滞于腹中，二三日不下，心烦意躁，时欲昏晕。……治法仍宜大补其气血，使生血以送胞衣，则胞衣自然润滑，润滑则易下，生气以助生血，则血生自然迅速，尤易催堕也。方用送胞汤。"

【组成】 当归（酒洗）60 克，川芎 15 克，益母草、乳香（不去油）、没药（不去油）各 30 克，芥穗（炒黑）9 克，麝香（研，另冲）0.15 克。

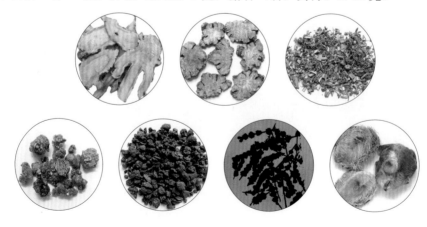

【用法】 水煎服。

【功用】 补气生血，逐瘀下胞。

【主治】 正产胞衣不下。

【方义方解】 胞衣不下，或气虚力弱，或瘀血阻滞胞宫，皆可导致。本方所治为瘀血阻滞，故用当归、乳香、没药、川芎等活血化瘀品治之。

【方论精粹】

1.《傅青主女科·正产·正产胞衣不下（六十二）》："此方以芎、归补其气血，以荆芥引血归经，用益母、乳香等药，逐瘀而下胞衣，新血既生，则旧血难存，气旺上升，而瘀浊自降，尚有留滞之苦哉！夫胞衣是包儿之一物，非依于子，即依于母，子生而不随子俱下，以子之不可依也，故留滞于腹，若有回顺其母之心，母胞虽已生子，而其蒂间之气，原未遽绝，所以留连欲脱而未脱，往往有存腹六七日不下，而竟不腐烂者，正以其尚有生气也。可见胞衣留腹，不能杀人，补之而自降耳。或谓胞衣既有生气，补气补血，则胞衣亦宜坚牢，何以补之而反降也？不知子未下，补则益于子。子已下，补则益于母。益子而胞衣之气连，益母而胞衣之气脱。此胞胎之气关，通则两合，闭则两开矣。故大补气血而胞衣反降也。"

2.《辨证录》："此方以当归、川芎补其气血，以荆芥引气血归经，用益母草、乳香等药逐瘀下胎。新血既长，旧血难存，气旺上升，瘀浊自然迅降无留滞之苦也。"

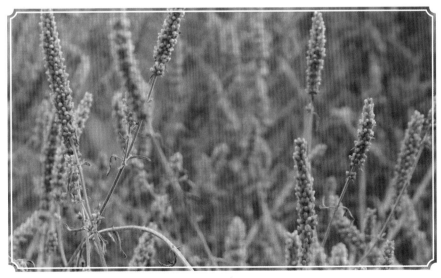

荆芥

补气解晕汤

【方歌】

> 补气解晕治气虚，参芪归芥并姜需，
> 从中气足能生血，心定神清耳目舒。

【方源】《傅青主女科·正产·正产气虚血晕（八十三）》："妇人甫产儿后，忽然眼目昏花，呕恶欲吐，中心无主，或神魂外越，恍若天上行云，人以为恶血冲心之患也，谁知是气虚欲脱而然乎！盖新产之妇，血必尽倾，血室空虚，止存几微之气。倘其人阳气素虚，不能生血，心中之血，前已荫胎，股堕而心中之血亦随胎而俱堕，心无血养，所赖者几微之气以固之耳。今气又虚而欲脱，所剩残血，不能归经，而成血晕之症矣。治法必须大补气血，断不可单治血晕也。或疑血晕是热血上冲，而更补其血，不愈助其上冲之势乎？不知新血不生，旧血不散，补血以生新血，正活血以逐旧血也。然血有形之物，难以速生，气乃无形之物，易于迅发，补气以生血，尤易于补血以生血耳。方用补气解晕汤。"

【组成】人参、生黄芪、当归各30克，黑芥穗9克，姜炭3克。

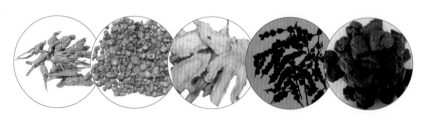

【用法】水煎服。

【功用】补气以生血。

【主治】妇人产后气虚血晕。

【方义方解】　本方用参、芪以补气，使气壮而生血也；用当归以补血，使血旺而养气也。气血两旺，而心自定矣。用荆芥炭引血归经，用姜炭以行瘀引阳，瘀血去而正血归，不必解晕而晕自解矣。本方以补气为主，补血为次，再以引阳行瘀引血归经合之，故效果良佳。

【运用】

1. **辨证要点**　本方所治血晕，乃因产后失血过多，气随血脱而致。临床应用以产后失血过多，突然晕倒，汗出肢冷，面色苍白，脉微欲绝为辨证要点。可用治崩漏、贫血眩晕、低血压等属气血不足者。

2. **加减变化**　如兼手足厥逆者，加制附子、干姜以回阳救逆。如心悸、汗出过多者，加龙骨、牡蛎、五味子以敛阴止汗。

3. **注意事项**　如因邪气内闭之神昏，不宜使用本方。

【方论精粹】

1.《傅青主女科·正产·正产气虚血晕（六十三）》："此乃解晕之圣药，用参、芪以补气，使气壮而生血也；用当归以补血，使血旺而养气也。气血两旺，而心自定矣。用荆芥炭引血归经，用姜炭以行瘀引阳，瘀血去而正血归，不必解晕而晕自解矣。一方之中，药止五味，而其奏功之奇而大如此，其神矣乎。"

2. 程门雪《书种室歌诀二种》："青主取《石室》二方之义，合而增减之，减去地、术、芎三味，而加黄芪也。以治气虚血晕，名补气解晕汤。评者谓此方不可加减，极有神效，二不知其所自，余无意得之，乃知其学有本源也。"

安心汤

【方歌】

> 安心汤中当归首，地丹蒲黄荷叶并，
> 养血安神兼除邪，产后晕狂一剂清。

【方源】《傅青主女科·正产·正产败血攻心晕狂（六十五）》："妇人有产后二三日，发热，恶露不行，败血攻心，狂言呼叫，甚欲奔走，拿提不定，人以为邪热在胃之过，谁知是血虚心不得养而然乎！夫产后之血，尽随胞胎而外越，则血室空虚，脏腑皆无血养，只有心中之血，尚存几微，以护心君。而脏腑失其所养，皆欲取给于心。心包为心君之宰相，拦绝务脏腑之气，不许入心，始得心神安静，是护心者全藉心包之力也。使心包亦虚，不能障心，而各脏腑之气遂直入于心，以分取乎心血，心包情急，既不能内顾其君，又不能外御乎众，于是大声疾呼，号鸣勤王，而其迹象反近于狂悖，有无可如何之势，故病状似热而实非热也。治法须大补心中之血，使各脏腑分取以自养，不得再扰乎心君，则心君泰然，而心包亦安矣。方用安心汤。"

【组成】当归、生蒲黄各6克，川芎30克，生地黄（炒）、牡丹皮（炒）各15克，干荷叶1片（引）。

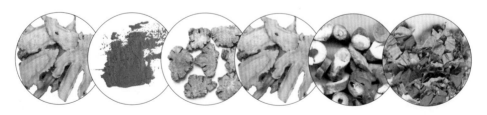

【用法】水煎服。1剂狂定，恶露亦下。

【功用】养血祛瘀清热。

【主治】妇人产后二三日，发热，恶露不行，败血攻心，狂言呼叫，甚欲奔走，拿提不定。

【方义方解】 方中重用当归、川芎以养血补心。生地黄、牡丹皮能清血中之瘀热，荷叶以通窍升阳。诸药合用，共奏养血祛瘀清热之功。

【方论精粹】

《傅青主女科·正产·正产败血攻心晕狂（六十五）》："此方用芎、归以养血，何以又用生地、丹皮之凉血，似非产后所宜？不知恶露所以奔心，原因虚热相犯，于补中凉之，而凉不为害，况益之以荷叶，七窍相通，引邪外出，不惟内不害心，且佐蒲黄以分解乎恶露也。但只可暂用以定狂，不可多用以取咎也。谨之，慎之。"

地 黄

药 材 档 案

【别名】 山烟、酒壶花、山白菜、山烟根。

【药材特征】 鲜地黄：呈纺锤形或条状，长 8 ~ 24 厘米，直径 2 ~ 9 厘米。外皮薄，表面浅红黄色，具弯曲的纵皱纹、芽痕、横长皮孔样突起及不规则疤痕。肉质，易断，断面皮部淡黄白色，可见橘红色油点，木部黄白色，导管呈放射状排列。气微，味微甜、微苦。

生地黄：多呈不规则的团块状或长圆形，中间膨大，两端稍细，有的细小。长条状，稍扁而扭曲，长 6 ~ 12 厘米，直径 2 ~ 6 厘米。表面棕黑色或棕灰色，极皱缩，具不规则的横曲纹。体重，质较软而韧，不易折断，断面棕黑色或乌黑色，有光泽，具黏性。气微，味微甜。

熟地黄：本品为不规则的块片、碎块，大小、厚薄不一。表面乌黑色，有光泽，黏性大。质柔软而带韧性，不易折断，断面乌黑色，有光泽。气微，味甜。

【性味归经】 鲜地黄：甘、苦、寒。生地黄：甘，寒。熟地黄：甘，微温。归心、肝、肾经。

【功效主治】 鲜地黄：清热生津，凉血，止血。用于热病伤阴，舌绛烦渴，温毒发斑，吐血，衄血，咽喉肿痛；生地黄：清热凉血，养阴生津。用于热入营血，温毒发斑，吐血衄血，热病伤阴，舌绛烦渴，津伤便秘，阴虚发热，骨蒸劳热，内热消渴；熟地黄：滋阴补血，益精填髓；用于肝肾阴虚，腰膝酸软，骨蒸潮热，盗汗遗精，内热消渴，血虚萎黄，心悸怔忡，月经不调，崩漏下血，眩晕，耳鸣，须发早白。

补气升肠饮

> 补气升肠饮人参，黄芪当归白术斟；
> 川芎酒洗升麻少，肠胞脱坠功效神。

【方源】《傅青主女科·止产·正产肠下（六十六）》："产妇肠下，亦危症也，人以为儿门不关之故，谁知是气虚下陷而不能收乎！夫气虚下陷，自宜用升提之药，以提其气。然新产之妇，恐有瘀血在腹，一旦提气，并瘀血升腾于上，则冲心之患，又恐变出非常，是气又不可竟提也。气既不可竟提，而气又下陷，将用何法以治之哉？盖气之下陷者，因气之虚也，但补其气，则气旺而肠自升举矣。惟是补气之药少，则气力薄而难以上升，必须以多为贵，则阳旺力强，断不能降而不升矣。方用补气升肠饮。"

【组成】人参（去芦）、生黄芪、当归（酒洗）各30克，白术（土炒）15克，川芎（酒洗）9克，升麻0.3克。

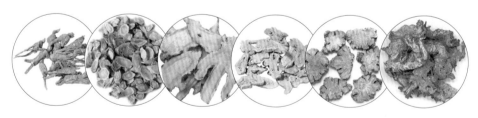

【用法】水煎服。

【功用】补气升提。

【主治】产妇气虚，肠下不收，即直肠或阴道脱出。

【方义方解】方中人参、黄芪、白术补气；当归、川芎养血活血，既可补血又可防瘀；少佐升麻以升提下陷之气。诸药共奏补气升提之功。傅氏曰："此方纯于补气，全不去升肠，即用升麻一分，亦不过引气使升耳。盖升麻之为用，少则升气，多则升血，不可不知。"

【运用】

1. 辨证要点 临床以正产肠下为辨证要点，是指产后直肠或阴道脱出，此由于提肛肌及筋膜因生产时裂伤松弛所致。临床须中西医结合，积极进行手术抢救，

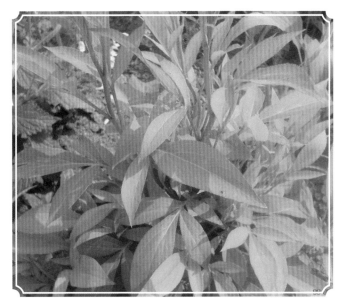

白术

内外兼治，不可仅以补气生肠汤，否则恐难奏效，甚至危及产妇性命。

2. 加减变化 兼有血虚者，加熟地黄、大枣以养阴补血；瘀血甚者，加益母草、桃仁、红花活血化瘀；出血多者，加血余炭、三七固涩止血；气虚甚者，加大黄芪、人参的用量，可加入白术、山药、五味子补肾益气。

【方论精粹】

《傅青主女科·正产·正产肠下（六十六）》："此方纯于补气，全不去升肠，即如用升麻一分，亦不过引气而升耳。盖升麻之为用，少则气升，多则血升也，不可不知。又方用蓖麻仁四十九粒捣涂顶心以提之，肠升即刻洗去，时久则恐吐血，此亦升肠之一法也。"

治产后方

散结定疼汤

【方歌】

> 妇人产后少腹疼，甚结成块按更痛。
> 瘀血作祟非儿枕，补逐兼行自有功。
> 散结定疼当归芎，丹皮益母与黑荆。
> 乳香山楂桃仁炒，一剂痛止勿多用。

【方源】《傅青主女科·产后·产后少腹疼（六十七）》："妇人产后少腹疼痛，甚则结成一块，按之愈疼，人以为儿枕之疼也，谁知是瘀血作祟乎！夫儿枕者，前人谓儿头枕之物也。儿枕之不疼，岂儿生不枕而反疼，是非儿枕可知矣。既非儿枕，何故作疼？乃是瘀血未散，结作成团而作疼耳。凡此等症，多是壮健之妇血有余，而非血不足也。似乎可用破血之药，然血活则瘀血自除，血结则瘀作祟。若不补血而反败血，虽瘀血可消，毕竟耗损难免，不若于补血之中，以行逐瘀之法，则气血不耗，而瘀亦尽消矣。方用散结定疼汤。"

【组成】当归（酒洗）30克，川芎（酒洗）15克，牡丹皮（炒）、黑芥穗各6克，益母草9克，乳香（去油）3克，山楂（炒黑）10粒，桃仁（泡，去皮尖，炒，研）7粒。

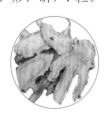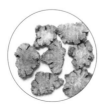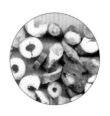

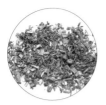 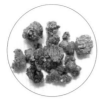 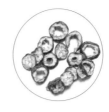 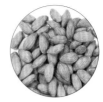

【用法】 水煎服。1剂而疼止，不必再剂。

【功用】 补血逐瘀。

【主治】 妇人产后因瘀血而致少腹疼痛，甚则结成一块，按之愈疼。

【方义方解】 方中当归、川芎以补血养血；牡丹皮活血兼清瘀热；益母草、焦山楂活血祛瘀；黑芥穗疏肝解郁，活血散瘀之品加于补血药中，使气血不致耗散，而瘀血可尽散；乳香散瘀止痛。诸药合用，共奏补血活血、散瘀止痛之功。

【运用】

1. **辨证要点** 临床以下腹疼痛，按之痛甚，烦躁，眠差，纳少，舌淡红，苔薄白，脉沉弦涩为辨证要点。

2. **加减变化** 瘀血阻滞日久，气机不利，以散结定痛减去芥穗炭、川芎，加入木香、香附、枳壳、乌药、甘松理气止痛，气血并调化裁取效。

【方论精粹】

《傅青主女科·产后·产后少腹疼（六十七）》："此方逐瘀于补血之中，消块于生血之内，妙在不专攻疼病而疼病止。彼世人一见儿枕之疼，动用元胡、苏木、蒲黄、灵脂之类以化块，又何足论哉！"

肠宁汤

【方歌】

> 肠宁汤中归地参，阿胶肉桂及麦冬，
> 续断甘草共合方，可主产后虚腹痛。

【方源】《傅青主女科·产后·产后少腹疼（六十七）》："妇人产后少腹疼痛，按之即止，人亦以为儿枕之疼也，谁知是血虚而然乎！夫产后亡血过多，血室空虚，原能腹疼，十妇九然。但疼有虚实之分，不可不辨。如燥糖触体光景，是虚疼而非实疼也。大凡虚疼宜补，而产后之虚疼，尤宜补焉。惟是血虚之疼，必须用补血之药，而补血之味，多是润滑之品，恐与大肠不无相碍。然产后血虚，肠多干燥，润滑正相宜也，何碍之有。方用肠宁汤。"

【组成】当归（酒洗）、熟地黄（九蒸）各30克，人参、麦冬（去心）、阿胶（蛤粉炒）、山药（炒）各9克，续断6克，甘草3克，肉桂（去粗，研）0.6克。

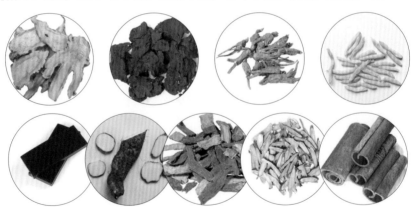

【用法】水煎服。

【功用】养血补血。

【主治】产后血虚，小腹疼痛，按之即止，恶露量少，色淡，大便干结者。

【方义方解】 方中当归、熟地黄、阿胶养血滋阴；人参、山药、甘草益气健脾以资化源；续断补肝肾，益精血；麦冬养阴生津；佐以少量肉桂以温通血脉。全方合用，养血益阴，补气生津，血旺则胞脉得以濡养，气旺则率血以行，其痛可除。

【方论精粹】

《傅青主女科·产后·产后少腹疼（六十七）》："此方补气补血之药也。然补气而无太郁之忧，补血而无太滞之患，气血既生，不必止疼而疼自止矣。"

续 断
药材档案

【别名】川断、接骨草、续断藤、南草、川萝卜根。

【药材特征】本品呈圆柱形，略扁，有的微弯曲，长5～15厘米，直径0.5～2厘米。表面灰褐色或黄褐色，有稍扭曲或明显扭曲的纵皱及沟纹，可见横裂的皮孔样斑痕及少数须根痕。质软，久置后变硬，易折断，断面不平坦，皮部墨绿色或棕色，外缘褐色或淡褐色，木部黄褐色，导管束呈放射状排列。气微香，味苦、微甜而后涩。

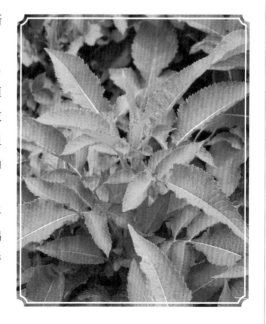

【性味归经】苦、辛，微温。归肝、肾经。

【功效主治】补肝肾，强筋骨，续折伤，止崩漏。用于肝肾不足，腰膝酸软，风湿痹痛，跌仆损伤，筋伤骨折，崩漏，胎漏，跌仆损伤。

救脱活母汤

【方歌】

> 救脱活母地参归，枸杞阿胶麦山萸，
> 肉桂芥穗加之妙，产后气喘是良剂。

【方源】 《傅青主女科·产后·产后气喘（六十八）》："妇人产后气喘，最是大危之症，苟不急治，立刻死亡，人只知是气血之虚也，谁知是气血两脱乎！夫既气血两脱，人将立死，何又能作喘？然此血将脱，而气犹未脱也。血将脱而气欲挽之，而反上喘。如人救溺，援之而力不胜，又不肯自安于不救，乃召号同志以求助，故呼声而喘作。其症虽危，而可救处正在能作喘也。盖肺主气，喘则肺气似盛而实衰，当是之时，血将脱而万难骤生，望肺气之相救甚急。若赤子之望慈母然。而肺因血失，止存几微之气，自顾尚且不暇，又何能提挈乎血，气不与血俱脱者几稀矣，是救血必须补气也。方用救脱活母汤。"

【组成】 人参60克，肉桂（去粗皮，研）3克，当归（酒洗）、麦冬（去心）、熟地黄（九蒸）各30克，山茱萸、枸杞子各15克，阿胶（蛤粉炒）、荆芥（炒黑）各6克。

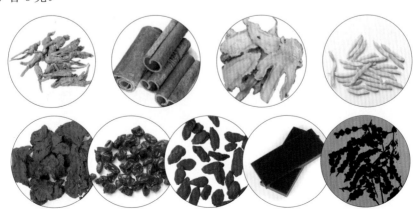

【用法】 水煎服。

【功用】 补气血，益肝肾，救虚脱。

【主治】 产后气血两虚，阳气欲脱。

【方义方解】 方中重用人参，接续元阳以救脱。然补其气而不补其血，虽可回生于一时，但亦旋得旋失，故用当归、阿胶以补血。然补其血，不急补肾肝之精，则本原不固，阳将无续，所以又用熟地黄、山茱萸、枸杞子以补肝肾。又用麦

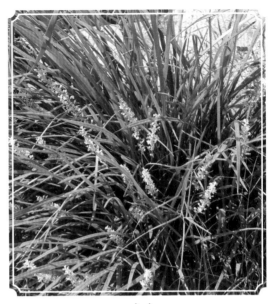

麦冬

冬养肺阴以保肺，使肺气健旺，升降有力。又虑新产之后，用补阴之药，腻滞不行，特加入肉桂以补其命门之火，使火气有根，助人参以生气，且能运化地黄之类，以化精生血。更加荆芥引血归经，则肺气安而喘速定。

【方论精粹】

《傅青主女科·产后·产后气喘（六十八）》："此方用人参以接续元阳，然徒补其气而不补其血，则阳燥而狂，虽回生于一时，亦旋得旋失之道。即补血而不补其肝肾之精，则本原不固，阳气又安得而续乎！所以又用熟地、山萸、枸杞之类，以大补其肝肾之精，而后大益其肺气，则肺气健旺，升提有力矣。特虑新产之后，用补阴之药，腻滞不行，又加肉桂以补命门之火，使火气有根，助人参以生气，且能运化地黄之类，以化精生血。若过于助阳，万一血随阳动瘀而上行，亦非保全之策，更加荆芥以引血归经，则肺气安而喘速定，治几其神乎。"

十全大补汤

【方歌】

> 八珍再加桂黄芪，十全大补此方推，
> 产后恶寒气血虚，水煎一服邪自驱。

【方源】 《傅青主女科·产后·产后恶寒身颤（六十九）》："妇人产后恶寒恶心，身体颤，发热作渴，人以为产后伤寒也，谁知是气血两虚，正不敌邪而然乎！……发热者，热由内弱也；身颤者，颤由气虚也。治其内寒，而外寒自散；治其内弱，而外热自解；壮其元阳，而身颤自除。方用十全大补汤。"

【组成】 人参、白术（土炒）、茯苓（去皮）、当归（酒洗）各9克，甘草（炙）、川芎（酒洗）各3克，熟地黄（九蒸）15克，白芍（炒）6克，黄芪（生用）、肉桂（去粗，研）各30克。

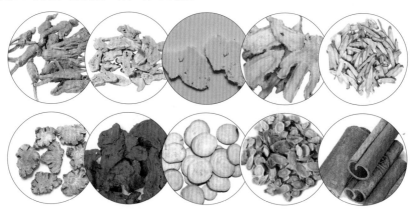

【用法】 水煎服。一剂而诸病悉愈。

【功用】 温补气血。

【主治】 气血不足，虚劳咳喘，面色苍白，脚膝无力，崩漏，经候不调，疮疡不敛。

【方义方解】 本方是由四君子汤合四物汤再加黄芪、肉桂所组成。方中四君补气，四物补血，更与补气之黄芪和少佐温煦之肉桂组合，则补益气血之功更著。惟药性偏温，以气血两亏而偏于虚寒者为宜。

【运用】

1. **辨证要点** 临床应用以气血不足、面色苍白、脚膝无力、四肢不温为其辨证要点。

2. **加减变化** 如见食欲缺乏，可去熟地黄，或加砂仁、豆蔻；胸闷，加陈皮、木香；肢冷形寒，加重肉桂剂量等。

3. **现代运用** 常用于治疗虚劳，疮疡不敛，多发性疖肿，放疗、化疗引起的毒副反应，白细胞减少症，崩漏。又用于治疗胃下垂，荨麻疹，梅尼埃病，失眠，久痹等病症。

4. **注意事项** 体内有实热及阴虚火旺者不宜服用。

【方论精粹】

《傅青主女科·产后·产后恶寒身颤（六十九）》："此方但补气与血之虚，而不去散风与邪之实，正以正足而邪自除也，况原无邪气乎！所以奏功之捷也。"

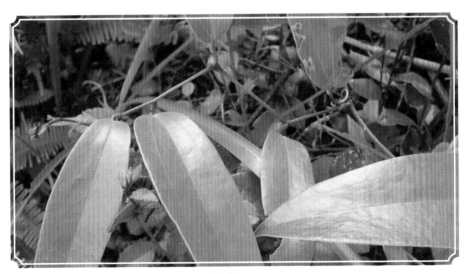

茯苓

温肾止呕汤

【方歌】

> 温肾止呕术巴戟，参茶炮姜萸熟地，
> 白蔻橘红共九味，产后呕吐立可愈。

【方源】《傅青主女科·产后·产后恶心呕吐（七十）》："妇人产后恶心欲呕，时而作吐，人皆曰胃气之寒也，谁知是肾气之寒乎！夫胃为肾之关，胃之气寒，则胃气不能行于肾之中。肾之气寒，则肾气亦不能行于胃之内，是肾与胃不可分而两之也。惟是产后失血过多，必致肾水干涸，肾水涸应肾火上炎，当不至胃有寒冷之虞，何故肾寒而胃亦寒乎？盖新产之余，水乃遽然涸去，虚火尚不能生，火既不生，而寒之象自现。治法宜补其肾中之火，然火无水济，则火在水上，未必不成火动阴虚之症；必须于水中补火，肾中温胃，而后肾无太热之患，胃有既济之欢也。方用温肾止呕汤。"

【组成】 熟地黄（9蒸）、山茱萸（蒸，去核）各15克，巴戟天（盐水浸）、白术（土炒）各30克，人参9克，炮姜3克，茯苓（去皮）6克，白蔻（研）1粒，橘红（姜汁洗）1.5克。

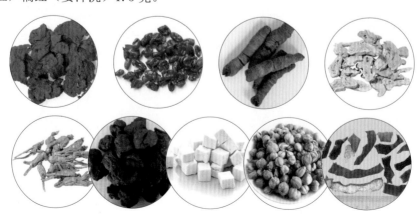

【用法】 水煎服。

【功用】 温肾止呕。

【主治】 妇人产后恶心欲呕，时而作吐。

【方义方解】 妇人产后阴血骤然失去，虚火尚未立即生成，而肾火没有足够的阴精化生出来，肾的阳气衰弱而寒凉，使肾中命火不能上行而温煦胃气以振奋胃阳，胃气虚寒而使胃失和降，胃气上逆，恶心泛呕，呕吐清水。故治法应当温补肾阳，然而火无水接济，便成虚火妄动，从而造成阴虚火旺之证候，故本方中予熟地黄、山茱萸以滋肾阴，佐以巴戟助肾阳，人参、白术、茯苓、炮姜益气，肾之阴阳平衡，而无虚热产生，肾中命火旺盛自可上温于胃，胃得阳气温煦而能收纳，再予橘红、白蔻等药达到和胃降逆止呕之功。

【方论精粹】

《傅青主女科·产后·产后恶心呕吐（七十）》："此方补肾之药，多于治胃之品，然而治肾仍是治胃也。所以肾气升腾，而胃寒自解，不必用大热之剂，温胃而祛寒也。"

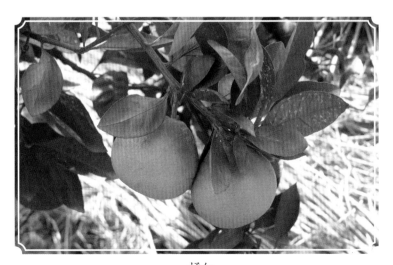

橘红

救败求生汤

【方歌】

> 救败求生参术归，熟地山药及山萸，
> 枣仁生用附子制，回阳摄血神亦归。

【方源】 《傅青主女科·产后·产后血崩（七十一）》："少妇产后半月，血崩昏晕，目见鬼神。人皆曰恶血冲心也，谁知是不慎房帏之过乎。夫产后业逾半月，虽不比初产之二三日，而气血初生，尚未全复，即血路已净，而胞胎之损伤未痊，断不可轻于一试，以重伤其门户。无奈少娇之妇，气血初复，不知慎养，欲心大动，贪合图欢，以致血崩昏晕，目见鬼神，是心肾两伤，不特胞胎门户已也。明明是既犯色戒，又加酣战，以致大泄其精，精泄而神亦随之而欲脱。此等之症，乃自作之孽，多不可活。然于不可活之中，而思一急救之法。舍大补其气与血，别无良法也。方用救败求生汤。"

【组成】 人参、当归（酒洗）、白术（土炒）各60克，熟地黄（九蒸）30克，山茱萸（蒸）、山药（炒）、酸枣仁（生用）各15克，附子（制）0.3克或3克。

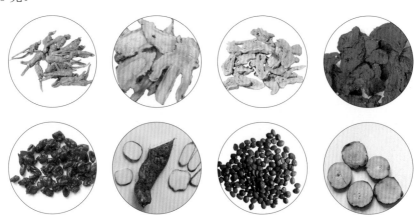

【用法】 水煎服。1 剂而神定，2 剂而晕止，3 剂而血亦止矣。倘 1 服见效，连服 3 ～ 4 剂，减去一半，再服 10 剂，可庆更生。

【功用】 补气以回元阳，摄血以归神，生精而续命。

【主治】 少妇产后半月，不慎房帏，血崩昏晕，目见鬼神。

【方义方解】 方中重用人参大补其气，用当归大补其血；白术、山药健脾；熟地黄、山药滋肾；附子回阳；酸枣仁定神。诸药虽非止血之品，气足而血自摄也。

【方论精粹】

《傅青主女科·产后·产后血崩（七十一）》："此方补气以回元阳于无何有之乡，阳回而气回，自可摄血以归神，生精而续命矣。"

酸枣仁

药材档案

【别名】山枣、刺枣、酸枣子、酸枣核。

【药材特征】本品呈扁圆形或扁椭圆形，长 5 ～ 9 毫米，宽 5 ～ 7 毫米，厚约 3 毫米。表面紫红色或紫褐色，平滑有光泽，有的有裂纹。一面较平坦，中间有 1 条隆起的纵线纹；另一面稍突起。一端凹陷，可见线形种脐；另端有细小突起的合点。种皮较脆，胚乳白色，子叶 2，浅黄色，富油性。气微，味淡。

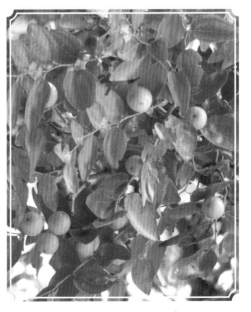

【性味归经】甘、酸，平。归肝、胆、心经。

【功效主治】养心补肝，宁心安神，敛汗，生津。用于虚烦不眠，惊悸多梦，体虚多汗，津伤口渴。

完胞饮

【方歌】

> 完胞饮中参术苓，黄芪归芎及桃红，
> 益母白及猪胞煮，产后胞损有奇功。

【方源】《傅青主女科·产后·产后手伤胞胎淋漓不止（七十二）》："妇人有生产之时，被稳婆手入产门，损伤胞胎，因而淋漓不止，欲少忍须臾而不能，人谓胞破不能再补也，孰知不然。夫破伤皮肤，尚可完补，岂破在腹内者，独不可治疗？或谓破在外可用药外治，以生皮肤；破在内，虽有灵膏，无可救补。然破之在内者，外治虽无可施力，安必内治不可奏功乎！试思疮伤之毒，大有缺陷，尚可服药以生肌肉，此不过收生不谨，小有所损，并无恶毒，何难补其缺陷也。方用完胞饮。"

【组成】人参、白术（土炒）、当归（酒炒）各30克，茯苓（去皮）、益母草各9克，生黄芪、川芎各15克，白及末、红花各3克，桃仁（泡，炒，研）10粒。

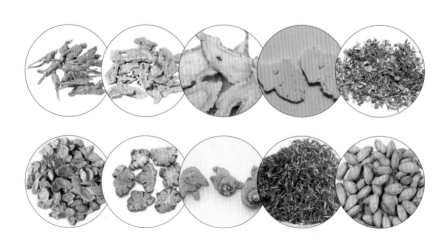

【用法】 用猪胞或羊胞1个，先煎汤，后煎药。空腹时服。

【功用】 益气养血。

【主治】 妇人产时，损伤胞胎，小便淋漓不止，欲少忍须臾而不能者。

【方义方解】 妇人产后气血本虚，加之接生人员助产手法操作过失，使胞胎受损，气血更虚。气血为生化之源，是以重用白术、人参、生黄芪、当归、川芎等益气养血，修复生肌，同时佐以桃仁、红花、益母草等养血活血，祛瘀生新，取瘀血不除，新血不生之理。诸药合用，大补气血，气血化生充足以使损伤部位再生修复。

【方论精粹】

《傅青主女科·产后·产后手伤胞胎淋漓不止（七十二）》："夫胞损宜用补胞之药，何以反用补气血之药也？盖生产本不可手探试，而稳婆竟以手探，胞胎以致伤损，则难产必矣。难产者，因气血之虚也。产后大伤气血，是虚而又虚矣，因虚而损，复因损而更虚，若不补其气与血，而胞胎之破，何以奏功乎！今之大补其气血者，不啻饥而与之食，渴而与之饮也，则精神大长，气血再造，而胞胎何难补完乎？所以旬日之内便成功也。"

白 及

药 材 档 案

【别名】白根、白给、白芨、甘根、地螺丝。

【药材特征】本品呈不规则扁圆形，多有2～3个爪状分枝，长1.5～5厘米，厚0.5～1.5厘米。表面灰白色或黄白色，有数圈同心环节和棕色点状须根痕，上面有突起的茎痕，下面有连接另一块茎的痕迹。质坚硬，不易折断，断面类白色，角质样。气微，味苦，嚼之有黏性。

【性味归经】苦、甘、涩，微寒。归肺、肝、胃经。

【功效主治】收敛止血，消肿生肌。用于咯血、吐血、外伤出血、疮疡肿毒，皮肤皲裂。

转气汤

【方歌】

> 转气八珍去芎草，山药萸柴加之好，
> 芡实故纸皆可用，产后浮肿证悉消。

【方源】 《傅青主女科·产后·产后四肢浮肿（七十三）》："产后四肢浮肿，寒热往来，气喘咳嗽，胸膈不利，口吐酸水，两胁疼痛，人皆曰败血流于经络，渗于四肢，以致气逆也。谁知是肝肾两虚，阴不得出之阳乎！夫产后之妇，气血大亏，自然肾水不足，肾火沸腾。然水不足则不能养肝，而肝木大燥，木中乏津，木燥火发，肾火有党，子母两焚，火焰直冲，而上克肺金，金受火刑，力难制肝，而咳嗽喘满之病生焉。肝火既旺而下克脾土，土受木刑，力难制水，而四肢浮肿之病出焉。然而肝木之火旺，乃假象而非真旺也。假旺之气，若盛而实不足，故时而热时而寒，往来无定，乃随气之盛衰以为寒热，而寒非真寒，热亦非真热，是以气逆于胸膈之间而不舒耳。两胁者，肝之部位也。酸者，肝之气味也。吐酸胁疼痛，皆肝虚而肾不能荣之象也。治法宜补血以养肝，补精以生血，精血足而气自顺，而寒热咳嗽浮肿之病悉退矣。方用转气汤。"

【组成】 人参、茯苓（去皮）、白术（土炒）、山茱萸（蒸）、芡实（炒）各9克，当归（酒洗）、白芍（酒炒）、山药（炒）各15克，熟地黄（9蒸）30克，柴胡1.5克，补骨脂（盐水炒）3克。

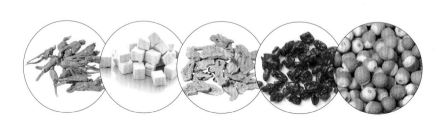

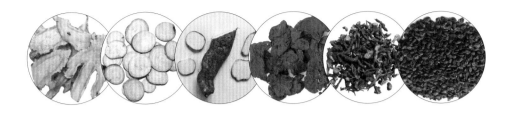

【用法】 水煎服。3 剂效，10 剂痊。

【功用】 滋补肝肾，益气养血。

【主治】 产后气血大亏，肝肾两虚。四肢浮肿，寒热往来，气喘咳嗽，胸膈不利，口吐酸水，两胁疼痛。

【方义方解】 产后妇女气血亏损，肾中阴精不足，不能涵养肝木，肝之燥火产生，与肾中虚火相帮，火势炎上，灼伤肺金，肺气不宣而致咳嗽气喘胸闷，肝火既旺，下延克伐脾土，脾之运化失常，发生水湿泛滥的四肢浮肿病症。故方中重用熟地黄、山茱萸、补骨脂、芡实、山药等滋肾填精之品，加以当归、柴胡、白芍养血柔肝，补气虚，治其本，佐以人参、白术、茯苓以健脾利湿治其标。诸药合用，肾精得充，肝得血养则气机调顺，寒热、咳嗽、浮肿等诸症自除。

【方论精粹】

《傅青主女科·产后·产后四肢浮肿（七十三）》："此方皆是补血补精之品，何以名为转气耶？不知气逆由于气虚，乃是肝肾之气虚也。补肝肾之精血，即所以补肝肾之气也。盖虚则逆，旺则顺，是补即转也。气转而各症尽愈，阴出之阳，则阴阳无干格之虞矣。"

两收汤

【方歌】

> 两收术地山药参，萸芎芡实扁杜仲，
> 白果巴戟十一味，产后肉线出可升。

【方源】 《傅青主女科·产后·产后肉线出（七十四）》："妇人有产后水道中出肉线一条，长二三尺，动之则疼痛欲绝，人以为胞胎之下坠也，谁知是带脉之虚脱乎！夫带脉束于任督之间，任脉前而督脉后，二脉有力，则带脉坚牢；二脉无力，则带脉崩坠。产后亡血过多，无血以养任督，而带脉崩坠，力难升举，故随溺而随下也。带脉下垂，每每作痛于腰脐之间，况下坠者而出于产门之外，其失于关键也更甚，安得不疼痛欲绝乎！方用两收汤。"

【组成】 人参、山药（炒）各30克，白术（土炒）、熟地黄（九蒸）各60克，川芎（酒洗）、巴戟天（盐水浸）各9克，山茱萸（蒸）12克，芡实（炒）、扁豆（炒）、杜仲（炒黑）15克，白果（捣碎）10枚。

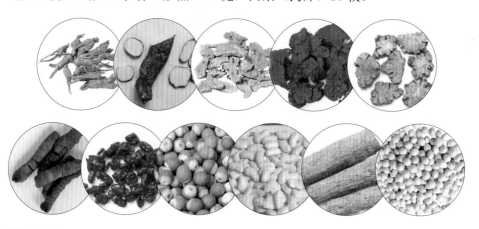

【用法】 水煎。服一剂而收半，二剂而全收。

【功用】 益气养血。

【主治】 妇人产后失血过多，无血以养任督，而带脉崩坠，力难升举，水道中出肉线一条，长2～3尺，动之则疼痛欲绝。

【方义方解】 妇人产后失血过多，无血来滋养任督二脉，使阴阳脉气虚损，以致带脉失约而下陷，难以升举维系，故而随小便排时而下脱出来，故腰脐处疼痛难忍。本方重用白术、人参、山药、扁豆、芡实等补中益气以升举带脉，熟地黄、杜仲、山茱萸、川芎、巴戟天、白果等滋补任督二脉兼强腰脐，以益气养血升陷举脱。

【方论精粹】

《傅青主女科·产后·产后肉线出（七十四）》："此方补任督而仍补腰脐者，盖以任督连于腰脐也。补任督而不补腰脐，则任督无助，而带脉何以升举？惟两补之，则任督得腰脐之助，带脉亦得任督之力而收矣。"

白扁豆
药材档案

【别名】 蛾眉豆、扁豆、羊眼豆、小刀豆、南扁豆。

【药材特征】 本品呈扁椭圆形或扁卵圆形，长8～13毫米，宽6～9毫米，厚约7毫米。表面淡黄白色或淡黄色，平滑，略有光泽，一侧边缘有隆起的白色眉状种阜。质坚硬。种皮薄而脆，子叶2，肥厚，黄白色。气微，味淡，嚼之有豆腥气。

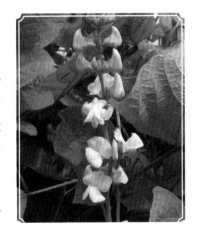

【性味归经】 甘，微温。归脾、胃经。

【功效主治】 健脾化湿，和中消暑。用于脾胃虚弱，食欲不振，大便溏泻，白带过多，暑湿吐泻，胸闷腹胀。炒白扁豆健脾化湿，用于脾虚泄泻，白带过多。

收膜汤

【方歌】

> 收膜汤用生黄芪，人参白术芍当归，
> 再加升麻提气血，可治产后肝痿垂。

【方源】 《傅青主女科·产后·产后肝痿（七十五）》："妇人产后阴户中垂下一物，其形如帕，或有角、或二歧，人以为产颓也，谁知是肝痿之故乎！夫产后何以成肝痿也？盖因产前劳役过伤，又触动怪怒，以致肝不藏血，血亡过多，故肝之脂膜随血崩坠，其形似子宫，而实非子宫也。若是子宫之下坠，状如茄子，只到产门，而不能越出于产门之外。惟肝之脂膜往往出产门外者，至六七寸许，且有黏席干落一片，如手掌大者，如是子宫坠落，人立死矣，又安得而复生乎！治法宜大补其气与血，而少加升提之品，则肝气旺而易生，肝血旺而易养，肝得生养之力，而脂膜自收。方用收膜汤。"

【组成】 生黄芪 30 克，人参、白术（土炒）、白芍（酒炒焦）各 15 克，当归（酒洗）9 克，升麻 3 克。

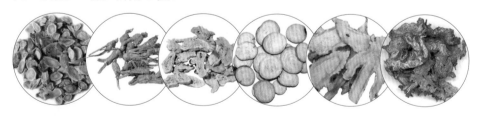

【用法】 水煎服。1 剂即收。

【功用】 益气养血，升提。

【主治】 妇人产后阴户中垂下一物，其形如帕，或有角，或二岐，如手掌大者。

【方义方解】　方中芪、参、术补气，归、芍补血，且借白芍酸收之力升麻升提之功，故奏效尤速也。

【方论精粹】

《傅青主女科·产后·产后肝痿（七十五）》："或疑产后禁用白芍，恐伐生气之源，何以频用之而奏功也？是未读仲景之书者，嗟乎！白芍之在产后不可频用者，恐其收敛乎瘀也。而谓伐生气之源，则误矣。况病之在肝者，尤不可以不用。且用之于大补气血之中，在芍药亦忘其为酸收矣，又何能少有作祟者乎！剡脂膜下坠，正藉酸收之力，助升麻以提升气血，所以奏功之捷也。"

升 麻

药材档案

【别名】周麻、周升麻、绿升麻、鸡骨升麻、鬼脸升麻。

【药材特征】本品为不规则的长形块状，多分枝，呈结节状，长 10 ~ 20 厘米，直径 2 ~ 4 厘米。表面黑褐色或棕褐色，粗糙不平，有坚硬的细须根残留，上面有数个圆形空洞的茎基痕，洞内壁显网状沟纹；下面凹凸不平，具须根痕。体轻，质坚硬，不易折断，断面不平坦。有裂隙，纤维性，黄绿色或淡黄白色。气微，味微苦而涩。

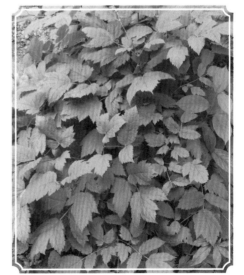

【性味归经】辛、微甘、微寒。归肺、脾、胃、大肠经。

【功效主治】发表透疹，清热解毒，升举阳气。用于风热头痛，齿痛，口疮，咽喉肿痛，麻疹不透，阳毒发斑；脱肛，子宫脱垂。

通乳丹

【方歌】

> 产后乳汁点滴无，原因气血两虚乎。
> 气血充足乳汁旺，衰弱乳汁必干枯。
> 通乳丹中参芪通，当归麦冬苦桔梗。
> 七孔猪蹄用两个，二剂乳汁如泉涌。

【方源】《傅青主女科·产后·产后气血两虚乳汁不下（七十六）》："妇人产后绝无点滴之乳，人以为乳管之闭也，谁知是气与血之两涸乎！夫乳乃气血之所化而成也，无血固不能生乳汁，无气亦不能生乳汁，然二者之中，血之化乳，又不若气之所化为尤速。新产之妇，血已大亏，血本自顾不暇，又何能以化乳？乳全赖气之力，以行血而化之也。今产后数日，而乳不下点滴之汁，其血少气衰可知。气旺则乳汁旺，气衰则乳汁衰，气涸则乳汁亦涸，必然之势也。世人不知大补气血之妙，而一味通乳，岂知无气则乳无以化，无血则乳无以生。不几向饥人而乞食，贫人而索金乎？治法宜补气以生血，而乳汁自下，不必利窍以通乳也。方名通乳丹。"

【组成】人参、黄芪各30克，当归60克，麦冬15克，木通、桔梗各1克，猪蹄2个。

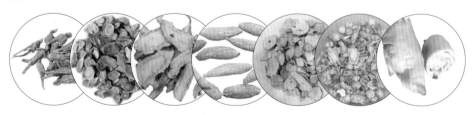

【用法】水煎服。每日1剂，日服2次。

【功用】益气养血，催乳通乳。

【主治】　产后无乳、少乳、面色白、神疲乏力、舌淡苔薄、脉濡细者。可用于产后乳汁分泌不足。

【方义方解】　本方主要是为产后气血两虚，乳汁缺少证而设。故方中重用人参、黄芪、当归补益气血。配以猪蹄、木通补虚通乳，桔梗宣畅气机，以助催乳。合而用之，共奏益气养血、催乳通乳之功。

【运用】

1. **辨证要点**　临床应用以产后无乳、少乳而见面色㿠白、神疲乏力、舌淡、脉濡细为其辨证要点。

2. **现代运用**　可用于治疗妇女产后乳汁分泌不足。

【方论精粹】

《傅青主女科·产后·产后气血两虚乳汁不下（七十六）》："此方专补气血以生乳汁，正以乳生于气血也。产后气血涸而无乳，非乳管之闭而无乳者可比。不去通乳而名通乳丹，亦因服之乳通而名之。今不通乳而乳生，即名生乳丹亦可。"

七孔猪蹄：是猪的前蹄，猪前蹄内侧笔直排列着七个小孔，直径约两毫米，有些孔周围还有些细微的毛发等。中医认为七孔猪蹄可以通脉，对产后缺乳、催乳有一定的效果。

桔　梗

药　材　档　案

【别名】白药、苦梗、梗草、大药、卢茹、苦菜根。

【药材特征】本品呈圆柱形或略呈纺锤形，下部渐细，有的有分枝，略扭曲，长 7 ~ 20 厘米，直径 0.7 ~ 2 厘米。表面白色或淡黄白色，不去外皮者表面黄棕色至灰棕色。具纵扭皱沟，并有横长的皮孔样斑痕及支根痕，上部有横纹。有的顶端有较短的根茎或不明显，其上有数个半月形茎痕。质脆，断面不平坦，形成层环棕色，皮部类白色，有裂隙，木部淡黄白色。气微，味微甜后苦。

【性味归经】苦、辛，平。归肺经。

【功效主治】宣肺，利咽，祛痰，排脓。用于咳嗽痰多，胸闷不畅，咽痛音哑，肺痈吐脓。

通肝生乳汤

【方歌】

通肝生乳当归芍，白术柴胡远通草，
熟地甘草麦冬合，郁结无乳效甚高。

【方源】 《傅青主女科·产后·产后郁结乳汁不通（七十七）》："盖乳汁之化，全在气而不在血。今产后数日，宜其有乳，而两乳胀满作痛，是欲化乳而不可得，非气郁而何？明明得羞愤成郁，土木相结，又安能化乳而成汁也。治法宜大舒其肝木之气，而阳明之气血自通，而乳亦通矣，不必专去通乳也。方名通肝生乳汤。"

【组成】 白芍（醋炒）、当归（酒洗）、白术（土炒）、麦冬（去心）各15克，熟地黄、甘草各0.9克，通草、柴胡、远志各3克。

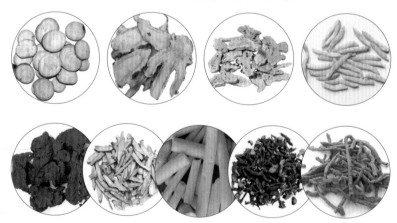

【用法】 水煎服。

【功用】 疏肝解郁，散结通乳。

【主治】 产后乳汁不通。

【方义方解】 肝郁气滞，经脉壅塞，气血不通，故乳汁不下。本方用白芍、当归、柴胡、通草疏肝理气以通乳，则乳汁自下。

产前后方症宜忌

加味芎归汤

【方歌】

> 交骨不开难生产，酒炙龟甲当归芎。
> 外加发灰一握整，煎服胎儿离玉宫。

【方源】《傅青主女科·产前后方症宜忌·难产》："难产者，交骨不开，不能生产也，服加味芎归汤，良久即下。"

【组成】川芎、当归各30克，龟甲（酒炙）1个，妇人发灰（一握，为末）。

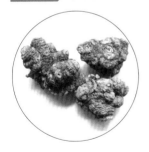 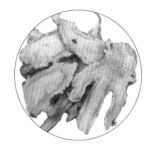 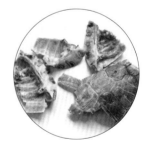

【用法】水煎服。

【功用】养血活血。

【主治】难产者，交骨不开，不能生产。

【方义方解】妇人难产，交骨不开，血脉闭塞不通故以川芎、当归、发灰等养血活血，佐以龟甲填精生血，使血脉得畅，辅助妇人顺利生产。

滑胎散

【方歌】

> 滑胎散用当归片，川芎熟地山药研。
> 杜仲枳壳同加入，临月常服效如仙。

【方源】 《傅青主女科·产前后方症宜忌·断脐》："滑胎散，临月常服数剂以便易生。"

【组成】 当归9～15克，川芎15～21克，杜仲、山药各6克，熟地黄9克，枳壳2.1克。

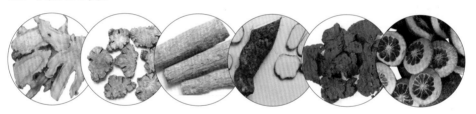

【用法】 水200毫升，煎160毫升，食前温服。如气体虚弱人，加人参、白术，随意服之；如便实多滞者，加牛膝6克。

【功用】 益气养血，固肾。

【主治】 未产气血虚者。

【方义方解】 本方用于未产之前，当归以养血活血，且通任冲二脉，川芎为血中之气药，佐以枳壳，行气活血，使血脉通畅，杜仲、熟地黄滋阴固肾，使其肾气充足。山药益气养阴，调和脾胃。诸药合用，使孕妇临月血旺气充，胎儿、胎位正常，至临产时能顺利自然分娩。

催生兔脑丸

【方歌】

> 催生兔脑腊月良，乳香麝香母丁香。
> 兔脑为丸芡实大，密封用时温酒尝。

【方源】《傅青主女科·产前后方症宜忌·治产秘验良方》："治横生逆产神效。"

【组成】腊月兔脑髓1个，母丁香1个，乳香（另研）3克，麝香0.3克。

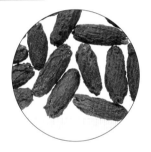 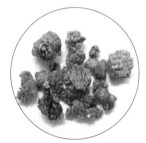 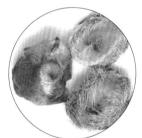

【用法】兔脑为丸，芡实大，阴干密封，用时以温酒送下1丸。

【功用】活血通经，催产止痛。

【主治】难产者。

【方义方解】腊月兔脑髓具有催产之功，丁香温中暖肾，麝香活血通经、催产，乳香活血止痛。诸药合用，共成活血通经、催产止痛之功，治疗难产。

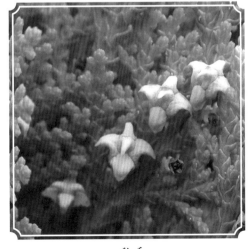

乳香

产后诸症治法

生化汤

【方歌】

> 生化汤是产后方，归芎桃草酒炮姜，
> 消瘀活血功偏擅，止痛温经效亦彰。

【方源】 《傅青主女科·产后诸症治法·血块（第一）》："此症勿拘古文，妄用苏木、蓬、棱，以轻人命。其一应散血方、破血药，俱禁用。虽山楂性缓，亦能害命，不可擅用，惟生化汤系血块圣药也。"

【组成】 全当归 24 克，川芎 9 克，桃仁（去皮尖）6 克，干姜（炮黑）2 克，炙甘草 2 克。

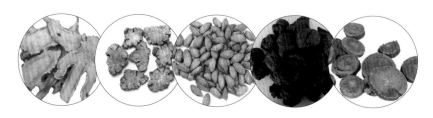

【用法】 黄酒、童便各半煎服。

【主治】 产后瘀血腹痛，恶露不行，小腹冷痛。

【功用】 化瘀生新，温经止痛。

【方义方解】 本方证由产后血虚寒凝，瘀血内阻所致。妇人产后，血亏气弱，寒邪极易乘虚而入，寒凝血瘀，故恶露不行。瘀阻胞宫，不通则痛，故小腹冷痛。治宜活血养血，温经止痛。

方中重用全当归补血活血，化瘀生新，行滞止痛，为君药。川芎活血行气，桃仁活血祛瘀，均为臣药。炮姜入血散寒，温经止痛；黄酒温通血脉以助药力，共为佐药。炙甘草和中缓急，调和诸药，用以为使。原方另用童便同煎（现多已不用）者，乃取其益阴化瘀，引败血下行之意。全方配伍得当，寓生新于化瘀之内，使瘀血化。新血生，诸症自愈。正如唐宗海所云："血瘀可化之，则所以生之，产后多用"（《血证论》），故名"生化"。

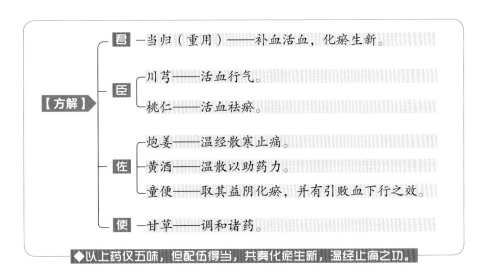

【方解】

君—当归（重用）——补血活血，化瘀生新。

臣┌川芎——活血行气。
  └桃仁——活血祛瘀。

佐┌炮姜——温经散寒止痛。
  ├黄酒——温散以助药力。
  └童便——取其益阴化瘀，并有引败血下行之效。

使—甘草——调和诸药。

◆以上药仅五味，但配伍得当，共奏化瘀生新，温经止痛之功。

【运用】

1. **辨证要点** 本方为妇女产后常用方，甚至有些地区民间习惯作为产后必服之剂，虽多属有益，但应以产后血虚瘀滞偏寒者为宜。临床应用以产后恶露不行，小腹冷痛为辨证要点。

2. **加减变化** 若恶露已行（恶露不多）而腹微痛者，可减去破瘀的桃仁；若瘀滞较甚，腹痛较剧者，可加蒲黄、五灵脂、延胡索，益母草（常用于产后排除恶露）等以祛瘀止痛；若小腹冷痛甚者，可加肉桂以温经散寒；若气滞明显者，加木香、香附、乌药等以理气止痛。

3. **现代运用** 本方常用于产后子宫复旧不良、产后宫缩疼痛、胎盘残留等属产后血虚寒凝，瘀血内阻者。

4. **使用注意** 若产后血热而有瘀滞者不宜使用。若恶露过多、出血不止，甚则汗出气短神疲者，当属禁用。

【方论精粹】

1. 张秉成《成方便读》："治产后恶露不行，腹中疼痛等证。夫产后血气大虚，固当培补，然有败血不去，则新血亦无由而生，故见腹中疼痛等证，又不可不以祛瘀为首务也。方中当归养血，甘草补中，川芎理血中之气，桃仁行血中之瘀，炮姜色黑入营，助归、草以生新，佐芎、桃而化旧，生化之妙，神乎其神。用童便者，可以益阴除热，引败血下行故道耳。"

2. 冉先德《历代名医良方注释》："本方有产后第一方之誉，产后必瘀，以养血和血，去瘀生新。方中当归为君，养血和血；川芎、桃仁为臣，活血化瘀，去瘀生新；黑姜为佐，温经散寒，通利血脉；甘草为使，益中气，调和诸药。诸药相配，有化瘀生新之功，故有'生化'之名。"

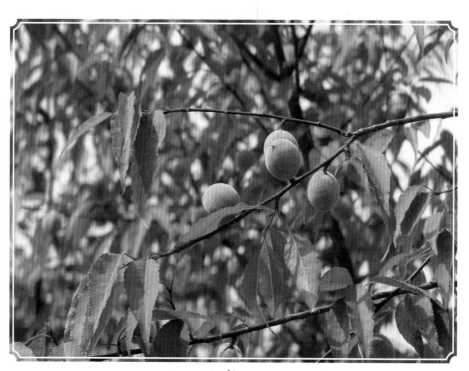

桃

加味生化汤（一）

【方歌】

> 加味生化归姜芎，桃仁元胡荆三棱。
> 肉桂炙草同煎服，产后半月此方灵。

【方源】 《傅青主女科·产后诸症治法·血块（第一）》："治血块日久不消，半月后方可用之。"

【组成】 川芎3克，当归9克，黑姜、炙甘草各1.2克，桃仁15粒，三棱（醋炒）、延胡索、肉桂各1.8克。

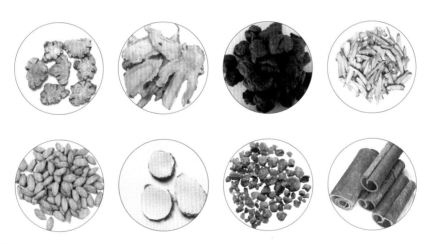

【用法】 水煎服。

【功用】 活血化瘀，温经止泻。

【主治】 产后血块日久不消。

【方义方解】 当归温养活血，且通任冲二脉，川芎行气活血，桃仁活血祛瘀，黑姜温养活血，取生化汤温养活血之功，加三棱、延胡索、肉桂等活血消肿止痛，温健脾胃。诸药合用，活血化瘀，使肿毒腹痛得治。

加味生化汤（二）

【方歌】

> 产后血晕不识人，劳倦气竭神志昏。
> 或因脱血气欲绝，痰火泛上不守神。
> 血晕加味生化汤，归芎荆草桃仁姜。
> 韭叶纳入有嘴瓶，滚醋冲入熏鼻腔。

【方源】 《傅青主女科·产后诸症治法·血晕（第二）》："治产后血晕症。"

【组成】 川芎9克，当归18克，黑姜、荆芥（炒黑）各1.2克，桃仁10粒，炙甘草1.5克。

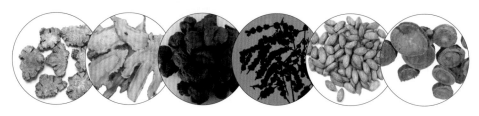

【用法】 加大枣，水煎服。劳倦甚而晕，及血崩气脱而晕，并宜速灌两服。

【功用】 活血化瘀，祛风通窍醒神。

【主治】 产后血晕见牙关紧闭者。

【方义方解】 当归温养活血，且通任冲二脉，川芎行气活血，桃仁活血祛瘀，黑姜温养活血，取生化汤温养活血之功，加荆芥祛风开窍。诸药合用，活血化瘀，祛风通窍醒神。

【运用】

1. **辨证要点** 临床以产妇新产之后数小时内，突然头晕目眩，不能起坐，或晕厥甚则昏迷不省人事为辨证要点。

2. **加减变化** 如形色脱，或汗出而脱，皆急服一帖，即加人参9～12

克，（另一说加肉桂1.2克），决不可疑参为补而缓服。痰火乘虚泛上而晕，方内加橘红1.2克。虚甚加人参6克。肥人多痰，再加竹沥2.1克，姜汁少许。总不可用棱术破血等方。其血块痛甚，兼送益母丸，或鹿角灰，或延胡索散，或独胜散、上消血块方，服一服即效，不必易方，从权救急。

【方论精粹】

《傅青主女科·产后诸症治法·血晕（第二）》："如晕厥，牙关紧闭，速煎生化汤，挖开口，将鹅毛探喉，酒盏盛而灌之。如灌下腹中渐温暖，不可拘帖数，外用热手在单衣上，从心揉按至腹，常热火暖之一两时，服生化汤，四帖完，即神清。始少缓药，方进粥，服至十剂而安。故犯此者，速灌药火暖，不可弃而不救。若在冬月，妇人身欠暖，亦有大害，临产时必预煎生化汤，预烧秤锤硬石子，候儿下地，连服二三帖。又产妇枕边，行醋韭投醋瓶之法，决无晕症。又儿生时，合家不可喜子而慢母，产母不可顾子忘倦，又不可产讫即卧，或忿怒逆气，皆致血晕，慎之，慎之！"

荆 芥
药 材 档 案

【别名】假苏、鼠实、姜芥、四棱杆蒿。

【药材特征】本品茎呈方柱形，上部有分枝，长50～80厘米，直径0.2～0.4厘米。表面淡黄绿色或淡紫红色，被短柔毛。体轻，质脆。断面类白色。叶对生，多已脱落，叶片3～5羽状分裂，裂片细长。穗状轮伞花序顶生，长2～9厘米。直径约0.7厘米。花冠多脱落，宿萼钟状，先端5齿裂，淡棕色或黄绿色，被短柔毛；小坚果棕黑色。气芳香，味微涩而辛凉。

【性味归经】辛，微温。归肺、肝经。

【功效主治】解表散风，透疹。主治感冒，头痛，麻疹，风疹，疮疡初起。

加味生化汤（三）

【方歌】

> 加味生化用防风，炙草羌活桃归芎。
> 二剂头痛身仍热，再加白芷细辛葱。

【方源】 《傅青主女科·产后诸症治法·类伤寒二阳症（第十）》："治产后三日内发热头痛症。"

【组成】 川芎、防风各3克，当归9克，炙甘草、羌活各1.2克，桃仁10粒。

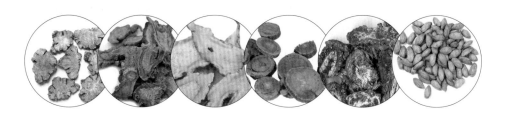

【用法】 水煎服。

【功用】 温养活血，祛风解表。

【主治】 产后外感头痛发热者。

【方义方解】 当归温养活血，且通任冲二脉，川芎行气活血，桃仁活血祛瘀，炙甘草气血双补，取生化汤温养活血之功，加羌活、防风以祛风解表。诸药合用，专用于产后外感头痛发热者。

【运用】

1. **辨证要点** 临床以为产后发热恶寒，头痛身疼，鼻塞流涕，咳嗽，苔薄白，脉浮紧辨证要点。

2. **加减变化** 一本无桃仁，有黑姜四分。查刊本去桃仁。然必须问有块痛与否，方可议去。服二帖后，头仍痛，身仍热，加白芷2.4克、细辛1.2克；如发热不退，头痛如故，加连须葱5个、人参9克。产后败血不散，亦能作寒作热，何以辨之？曰：时有刺痛者，败血也；但寒热无他症者，阴阳不和也。刺痛用当归，乃和血之药；若乃积血而刺痛者，宜用红花、桃仁、当归之类。

【方论精粹】

《傅青主女科·产后诸症治法·类伤寒二阳症（第十）》："产后七日内，发热头痛恶寒，毋专论伤寒为太阳症。发热头痛胁痛，毋专论伤寒为少阳症。二症皆由气血两虚，阴阳不和而类外感。治者慎勿轻产后热门，而用麻黄汤以治类太阳症。又勿用柴胡汤以治类少阳证。且产母脱血之后，而重发其汗，虚虚之祸，可胜言哉！昔仲景云：'亡血家不可发汗。'丹溪云：'产后切不可发表。'二先生非谓产后真无伤寒之兼症也，非谓麻黄汤、柴胡汤之不可对症也，诚恐后辈学业偏门而轻产，执成方而发表耳。谁知产后真感风感寒，生化中芎、姜亦能散之乎！"

防 风

药材档案

【别名】回云、铜芸、屏风、风肉、白毛草、山芹菜。

【药材特征】本品呈长圆锥形或长圆柱形，下部渐细，有的略弯曲，长15～30厘米，直径0.5～2厘米。表面灰棕色，粗糙，有纵皱纹、多数横长皮孔样突起及点状的细根痕。根头部有明显密集的环纹，有的环纹上残存棕褐色毛状叶基。体轻，质松，易折断，断面不平坦，皮部浅棕色，有裂隙，木部浅黄色。气特异，味微甘。

【性味归经】辛、甘，微温。归膀胱、肝、脾经。

【功效主治】祛风解表，胜湿止痛，止痉。用于感冒头痛，风湿痹痛，风疹瘙痒，破伤风。

加味生化汤（四）

【方歌】

> 风寒咳嗽鼻声重，加味生化用最灵。
> 归芎知母桔梗杏，痰加半夏虚参增。

【方源】 《傅青主女科·产后诸症治法（续上）·咳嗽（第二十六）》："治产后外感风寒咳嗽及鼻塞声重。"

【组成】 川芎3克，当归6克，杏仁10粒，桔梗1.2克，知母2.4克。

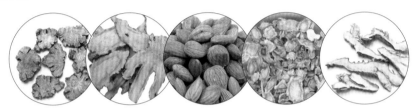

【用法】 水煎服。有痰，加半夏曲；虚弱有汗咳嗽，加人参。总之产后不可发汗。

【功用】 温养活血，温运脾胃。

【主治】 产后外感风寒咳嗽及鼻塞声重者。

【方义方解】 当归以养血活血，且通任冲二脉，川芎行气活血，取生化汤温养活血之功，加杏仁、桔梗宣降肺气，知母泻火生津润燥。诸药合用，专用于产后外感咳嗽者。

【方论精粹】

《傅青主女科·产后诸症治法（续上）·咳嗽（第二十六）》："治产后七日内，外感风寒，咳嗽鼻塞，声重恶寒，勿用麻黄以动汗；嗽而胁痛，勿用柴胡汤；嗽而有声，痰少面赤，勿用凉药。凡产有火嗽，有痰嗽，必须调理半月后，方可用凉药，半月前不当用。"

加味生化汤（五）

【方歌】

> 加味生化汤川芎，益智当归白茯苓。
> 黑姜桃仁炙甘草，煎服数剂泻泄停。

【方源】 《傅青主女科·产后编下卷·产后诸症治法（续上）·完谷不化（第二十二）》："治产后三日内完谷不化，块未消者。"

【组成】 川芎、益智各3克，当归12克，黑姜、炙甘草各1.2克，桃仁10粒，茯苓4.5克。

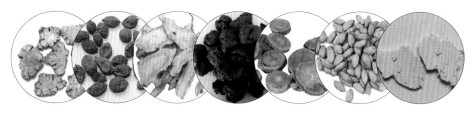

【用法】 水煎服。

【功用】 温养活血，温运脾胃。

【主治】 产后完谷不化。

【方义方解】 当归温养活血，且通任冲二脉，川芎行气活血，桃仁活血祛瘀，黑姜温养活血，取生化汤温养活血之功，加益智、茯苓温运脾气止泻。诸药合用，专用于完谷不化者。

【方论精粹】

《傅青主女科·产后编下卷·产后诸症治法（续上）·完谷不化（第二十二）》："因产后劳倦伤脾，而运转稽迟也，名飧泄；又饮食太过，脾胃受伤，亦然，俗呼水谷痢是也。然产方三日内，块未消化，此脾胃衰弱，参、芪、术未可遽加，且服生化汤加益智、香、砂，少温脾气，俟块消后，加参、芪、术补气，肉果、木香、砂仁、益智温胃，升麻、柴胡清胃气，泽泻、茯苓、陈皮以利水，为上策也。"

加参生化汤

【方歌】

> 脉脱形脱症将绝，血崩血晕兼汗多。
> 产后诸般危急症，加参生化最稳妥。
> 气血虚脱生化汤，加入人参服之良。
> 血块痛甚加肉桂，渴加麦味汗麻黄。
> 血块不痛炙黄芪，神曲麦芽医食伤。
> 若伤肉食加楂砂，随症加减效更彰。

【方源】 《傅青主女科·产后诸症治法·厥症（第三）》："治产后形色脱晕，或汗多脱晕。"

【组成】 人参9克，川芎6克，当归15克，炙甘草、炮姜各1.2克，桃仁10粒，大枣1枚。

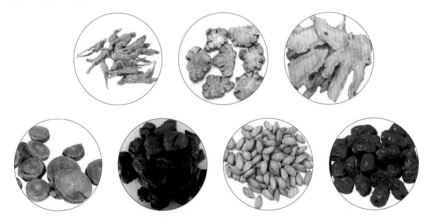

【用法】 水煎服。

【功用】 温养活血，补气固脱，回阳。

【主治】 产后形色脱晕，或汗多脱晕。

【方义方解】 当归以养血活血，且通任冲二脉，川芎行气活血，桃仁活血化瘀，黑姜温养活血，加人参以补气固脱，回阳复神。

【运用】

1. **加减变化** 血块痛甚，加肉桂 2.1 克；渴，加麦冬 3 克，五味子 10 粒；汗多，加麻黄根 3 克；如血块不痛，加炙黄芪 3 克；伤饭食、面食，加炒神曲 3 克，麦芽（炒）1.5 克；伤肉食，加山楂 5 个，砂仁（炒）12 克。

2. **注意事项** 产后发厥，块痛不止，不可加芪、术。

【方论精粹】

《傅青主女科·产后诸症治法·厥症（第三）》："脉脱形脱，将绝之症，必服此方，加参四五钱，频频灌之。产后血崩、血晕，兼汗多，宜服此方。无汗不脱，只服本方，不必加参。左尺脉脱，亦加参。此方治产后危急诸症，可通用，一昼一夜，必须服三四剂，若照常症服，岂能接将绝之气血，扶危急之变症耶！产后一二日，血块痛虽未止，产妇气血虚脱，或晕或厥，或汗多，或形脱，口气渐凉，烦渴不止，或气喘急，无论块痛，从权用加参生化汤。病势稍退，又当减参，且服生化汤。"

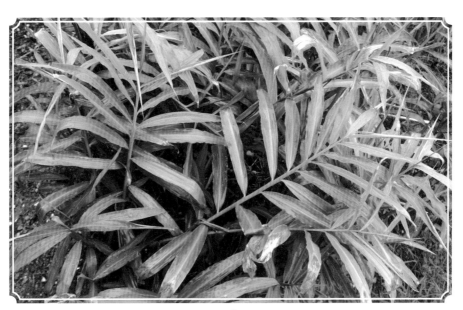

姜

滋荣益气复神汤（一）

【方歌】

> 产后发厥块痛消，滋荣益气复神好。
> 麦芽五味陈熟地，参术芪草归芎枣。

【方源】《傅青主女科·产后诸症治法·厥症（第三）》："治产后发厥，问块痛已除可服此方。"

【组成】 人参、当归各9克，黄芪（蜜炙）、白术（土炒）、川芎、熟地黄、麦芽各3克，炙甘草、陈皮各1.2克，五味子10粒。

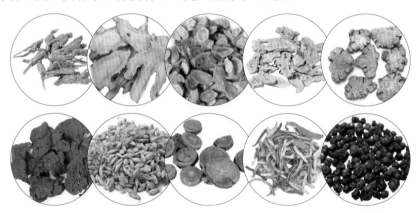

【用法】 大枣1枚，水煎服。手足冷，加附子1.5克；汗多，加麻黄根3克，熟酸枣仁3克；妄言妄见，加益智、柏子仁、龙眼肉；大便实，加肉苁蓉6克。

【功用】 温养活血，益气，回阳复神。

【主治】 产后发厥，块痛已除者。

【方义方解】 当归以养血活血，且通任冲二脉，川芎行气活血，取生化汤温养活血，加人参、黄芪、白术等益气健中，回阳复神止厥。

滋荣益气复神汤（二）

【方歌】
> 滋荣益气复神汤，参芪术芎麦地黄。
> 茯神益智柏枣仁，陈草五味莲莲尝。

【方源】 《傅青主女科·产后诸症治法·妄言妄见（第六）》："块痛已止，妄言妄见，服此方即愈。"

【组成】 黄芪、白术、麦冬、川芎、柏子仁、茯神、益智、酸枣仁各3克，陈皮0.9克，人参、熟地黄各6克，炙甘草1.2克，五味子10粒，莲子8枚，龙眼肉8个。

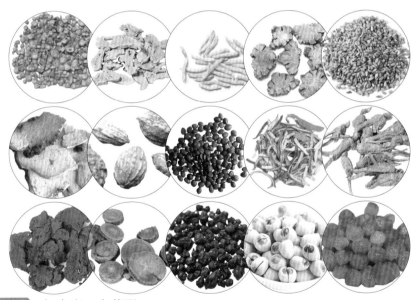

【用法】 加大枣，水煎服。

【功用】 温养活血，益气建中，养心安神。

【主治】 块痛已止，妄言妄见者。

【方义方解】 熟地黄以养血活血，且通任冲二脉，川芎行气活血，取生化汤温养活血；加人参、黄芪、白术等益气健中；柏子仁、益智、莲子、酸枣仁、龙眼肉养心安神。诸药合用，有温养活血、益气健中、养心安神之功。

生血止崩汤

【方歌】

> 生血止崩芎归姜，炙草桃仁炒蒲黄。
> 荆芥炒黑加乌梅，枣水煎服获效良。

【方源】 《傅青主女科·产后诸症治法·血崩（第四）》："治产后血崩。"

【组成】 川芎3克，当归12克，黑姜1.2克，桃仁10粒，炙甘草、荆芥（炒黑）、乌梅（煅灰）、蒲黄（炒）各1.5克。

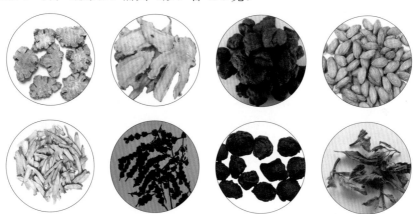

【用法】 加大枣，水煎服。

【功用】 化瘀生新，固经止崩。

【主治】 产后血崩。

【方义方解】 方中当归、川芎补血行血，炮姜温经止血，荆芥炭、炒蒲黄、乌梅炭收敛收血，桃仁活血化瘀，炙甘草益气，调和诸药。

【运用】

  1. **辨证要点** 本方以产后恶露不尽、突然血崩、血色鲜红、或有血块、脉虚大无力、汗多气促为辨证要点。

2. **加减变化**　鲜红血大来，加荆芥穗炒黑、白芷各 1.5 克；血竭形败、汗多气促，加参 9 ～ 12 克；若无汗，形不脱，气促，则只服生化汤。

3. **现代运用**　用于治疗产后恶露不尽，产后大出血等病症。

4. **注意事项**　血热所致的崩中漏下，不宜使用本方。

【方论精粹】

《傅青主女科·产后诸症治法·血崩（第四）》："产后血大来，审血色之红紫，视形色之虚实。如血紫有块，乃当去其败血也，止留作痛，不可论崩。如鲜红之血，乃是惊伤心不能生血，怒伤肝不能藏血，劳伤脾不能统血，俱不能归经耳，当以崩治。先服生化汤几帖，则行中自有补。若形脱汗多气促，宜服倍参生化汤几帖以益气，非棕灰之可止者。如产后半月外崩，又宜升举大补汤治之，此症虚极，服药平稳，未见速效，须二十帖后，诸症顿除。"

乌　梅

药 材 档 案

【别名】酸梅、梅实、熏梅、杏梅、合汉梅、干枝梅。

【药材特征】本品呈类球形或扁球形，直径 15 ～ 3 厘米。表面乌黑色或棕黑色，皱缩不平，基部有圆形果梗痕。果核坚硬，椭圆形，棕黄色，表面有凹点；种子扁卵形，淡黄色。气微，味极酸。

【性味归经】酸、涩，平。归肝、脾、肺、大肠经。

【功效主治】敛肺，涩肠，生津，安蛔。用于肺虚久咳，久泻久痢，虚热消渴，蛔厥呕吐腹痛。

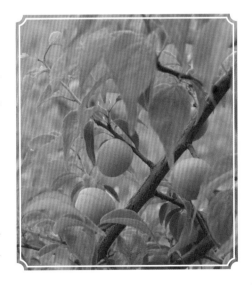

升举大补汤

【方歌】

升举大补芪术参，炙草升芷当归陈。
熟地麦芎连芥穗，汗多宜加麻黄根。

【方源】 《傅青主女科·产后诸症治法·气短似喘（第五）》："食怒气，均不可专用耗散无补药。凡年老虚人患崩，宜升举大补汤。"

【组成】 黄芪、白术、陈皮、白芷、炙甘草、升麻、荆介穗（炒黑）各1.2克，人参、当归、熟地黄各6克，麦冬、川芎各3克，炒黄连0.9克。

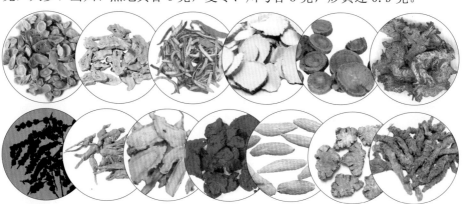

【用法】 加大枣，水煎服。

【功用】 益气滋荣，摄血止崩。

【主治】 产后血崩。

【方义方解】 方中参、芪、术、草、升麻益气升提，固冲摄血；熟地黄、当归、川芎补血益精；麦冬养阴生津；白芷辛香醒神；黑芥穗固经止血；少佐黄连以防滋补太过生火。诸药合用共奏益气滋荣、摄血止崩之功。

【运用】

1. **加减变化** 汗多，加麻黄根3克，炒浮麦9克；大便不通，加肉苁蓉3克，禁用大黄；气滞，加磨木香0.9克；痰多，加贝母1.8克，竹沥、姜汁少许。

2. **注意事项** 如有块动，只服前方，芪、术勿用。

补气养荣汤

【方歌】

> 补气养荣可补天，参芪归术地芎煎，
> 陈皮姜炭兼甘草，喘促全安秘玉田。

【方源】 《傅青主女科·产后诸症治法·气短似喘（第五）》："治产后气短促，血块不痛，宜服此方。"

【组成】 黄芪、白术各 3 克，当归 12 克，人参 9 克，陈皮、炙甘草、黑姜各 1.2 克，熟地黄、川芎各 6 克。

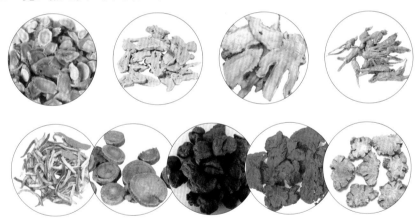

【用法】 水煎服。

【功用】 益气补血，温经祛瘀。

【主治】 产后气短促，血块不痛。

【方义方解】 本方黄芪、人参大补元气，寓意补气生血，重用当归大剂量养血活血，陈皮、白术、炙甘草三药共奏益气健脾之功，补后天脾土而使气血生化有源。熟地黄滋阴填精养血，精血同源，滋阴故而养血。川芎上行头目，下调经水，中开郁结，为血中气药，气善走窜而无阴凝黏滞之态，虽入血分，又能去一切风、调一切气。黑姜温经暖宫力强。诸药合用，共奏益气补血、温经祛瘀之功，气机通调，血块得消。

【运用】

1. **加减变化**　如手足冷，加熟附子3克；汗多，加麻黄根3克，浮麦一小撮；渴，加麦冬3克，五味子10粒；大便不通，加肉苁蓉3克，麻仁一撮；伤面饭，加炒神曲3克，炒麦芽3克；伤肉食，加山楂、砂仁各1.5克。

2. **注意事项**　原书按：麦芽有回乳之害，用者慎之。黄芪、白术一作各6克，凡止汗用浮麦宜炒。

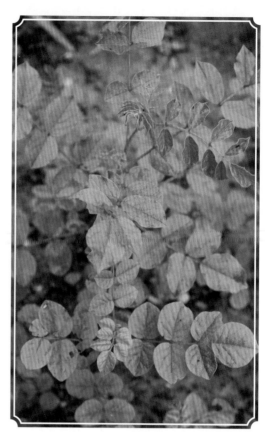

甘草

【**方论精粹**】

《傅青主女科·产后诸症治法·气短似喘（第五）》："因血脱劳甚，气无所恃，呼吸止息，违其常度。有认为痰火，反用散气化痰之方，误人性命，当以大补血为主。如有块，不可用参、芪、术；无块，方可用本方，去桃仁，加熟地黄并附子一片。足冷，加熟附子一钱，及参、术、陈皮，接续补气养荣汤。"

安神生化汤

【方歌】

安神生化柏子仁，当归川芎与人参。
桃仁黑姜陈皮草，茯神益智枣水吞。

【方源】 《傅青主女科·产后诸症治法·妄言妄见（第六）》："治产后块痛未止，妄言妄见症，未可用芪、术。"

【组成】 川芎、柏子仁各3克，人参3～6克，当归6～9克，茯神6克，桃仁12粒，黑姜、炙甘草各1.2克，益智仁（炒）2.4克，陈皮0.9克。

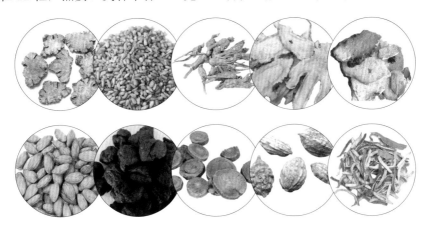

【用法】 加大枣，水煎服。

【功用】 补气养血，安神定志。

【主治】 妇人产后，块痛未止，妄言妄见。

【方义方解】 本方用人参大补元气，当归养血活血，气血足则神自安；川芎理气活血，桃仁活血化瘀，则瘀血去而新血得生；柏子仁滋阴安神，茯苓益气化湿安神，两药合用安神定志则言不妄发；益智仁温中益气，黑姜温经暖宫，除产妇素体之虚寒；陈皮理气健脾；甘草调和诸药。是方共奏补气养血、安神定志之功。

【方论精粹】

《傅青主女科·产后诸症治法·妄言妄见（第六）》："由气血虚，神魂无依也，治当论块痛有无缓急。若块痛未除，先服生化汤二三帖，痛止，继服加参生化汤，或补中益气汤，加安神定志丸调服之。若产日久，形气俱不足，即当大补气血，安神定志，服至药力充足，其病自愈。勿谓邪祟，若喷以法水惊之，每至不救。屡治此症，服药至十数帖方效。病虚似邪，欲除其邪，先补其虚，先调其气，次论诸病，此古人治产后虚证，及年老虚喘，弱人妄言，所当用心也。"

柏子仁

药材档案

【别名】柏子、柏实、柏仁、柏树子、侧柏子。

【药材特征】本品呈长卵形或长椭圆形，长 4 ~ 7 毫米，直径 1.5 ~ 3 毫米。表面黄白色或淡黄棕色，外包膜质内种皮，顶端略尖，有深褐色的小点，基部钝圆。质软，富油性。气微香，味淡。

【性味归经】甘，平。归心、肾、大肠经。

【功效主治】养心安神，润肠通便，止汗。用于阴血不足，虚烦失眠，心悸怔忡，肠燥便秘，阴虚盗汗。

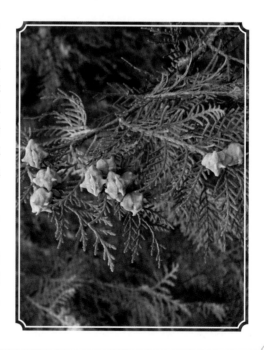

健脾消食生化汤

【方歌】

产后伤食生化汤，面食神麦投之良。
肉伤砂楂冷萸桂，虚甚参术亦可尝。

【方源】 《傅青主女科·产后诸症治法·伤食（第七）》："治血块已除，服此消食。"

【组成】 川芎 3 克，人参、当归各 6 克，白术 4.5 克，炙甘草 1.5 克。

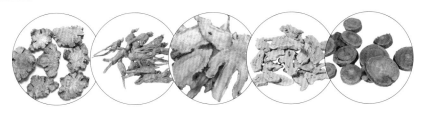

【用法】 水煎服。

【功用】 益气养血，健脾消食。

【主治】 妇人产后伤食，血块已除。

【方义方解】 本方用于产妇伤食，血块已除者。重用人参、当归益气养血活血，使产妇元气得复。白术健脾益气消食，配伍人参、甘草健脾助胃，使积滞渐消。川芎为血中之气药，上达头目，中开郁结，下调经水，一身之气通调则伤食可愈。

【方论精粹】

《傅青主女科·产后诸症治法·伤食（第七）》："新产后禁膏粱，远厚味。如饮食不节，必伤脾胃。治当扶元，温补气血，健脾胃。审伤何物，加以消导诸药。生化汤加神曲、麦芽以消面食。加山楂、砂仁以消肉食。如寒冷之物，加吴萸、肉桂。如产母虚甚，加人参、白术。又有块，然后消补并治，无有不安者。屡见治者不重产后之弱，唯知速消伤物，反损真气，益增满闷。可不慎哉！"

木香生化汤

【方歌】

> 产后怒气逆胸膈，血块又痛生化汤。
> 宜去桃仁加木香，块化怒散保无殃。

【方源】 《傅青主女科·产后诸症治法·忿怒（第八）》："治产后血块已除，因受气者。"

【组成】 川芎 6 克，当归 18 克，陈皮 0.9 克，黑姜 1.2 克。

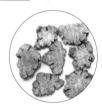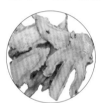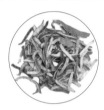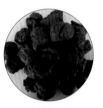

【用法】 水煎服。临服时入磨木香 0.6 克在内。

【功用】 理气养血散结。

【主治】 产后血块已除因受气者。

【方义方解】 方中重用当归，养血活血，以补产后之失血不足。川芎为血中之气药，上行头目，中开郁结，下调经水，通调一身之气血。木香临服磨 0.6 克入方中，辛香走窜，专治产妇之忿怒气逆，胸膈不舒，病因得除而病症自消。姜炭温经暖宫，为产后之要药。陈皮理气健脾。诸药合用，愤怒可消，诸症自愈。

【方论精粹】

　　《傅青主女科》："产后怒气逆，胸膈不利，血块又痛，宜用生化汤去桃仁。服时磨木香二分在内，则块化怒散，不相悖也。若轻产重气，偏用木香、乌药、枳壳、砂仁之类，则元气反损，益增满闷。又加怒后即食，胃弱停闷。当审何物，治法如前。慎勿用木香槟榔丸、流气引子之方，使虚弱愈甚也。"

健脾化食散气汤

【方歌】

> 健脾化食散气汤，术归川芎和黑姜。
> 人参陈皮可补气，郁怒消散气无伤。

【方源】 《傅青主女科·产后诸症治法·忿怒（第八）》："治受气伤食，无块痛者。"

【组成】 白术、人参、当归各6克，川芎3克，黑姜1.2克，陈皮9克。

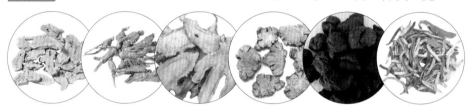

【用法】 水煎服。伤面食，加神曲、麦芽；伤肉食，加山楂、砂仁；伤寒冷之物，加吴茱萸、肉桂。

【功用】 补气血，调肝顺气，健脾消导。

【主治】 妇人受气伤食，无块痛者。

【方义方解】 方中当归养血活血，白术益气健脾，人参大补元气，三药合用以补产后之失血不足。川芎为血中之气药，上行头目，中开郁结，下调经水，通调一身之气血。黑姜温经暖宫，为产后之要药。陈皮理气健脾。本方为治产后忿怒气逆及停食二症并见者，而全方未见散气消导之药，意在补气血为主，佐以顺气调气，则怒郁散而元不损，则愤怒可消，诸症自愈。

滋荣养气扶正汤

【方歌】

> 滋荣养气术芪参，当归川芎熟地陈。
> 麦冬炙草枣为引，有汗加入麻黄根。

【方源】 《傅青主女科·产后诸症治法·类疟（第九）》："治产后寒热有汗，午后应期发者。"

【组成】 人参6克，炙黄芪、白术、川芎、熟地黄、麦冬、麻黄根各3克，当归9克，陈皮1.2克，炙甘草1.5克，大枣5枚。

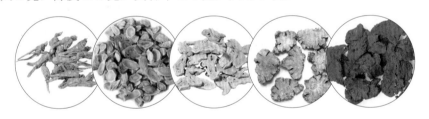

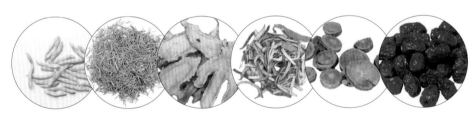

【用法】 水煎服。

【功用】 滋阴益气，固表止汗。

【主治】 产后寒热有汗，午后应期而发者。

【方义方解】 方中人参大补元气，黄芪功善益气固表，白术益气健脾，三药合用则气足以固卫止汗。熟地黄滋阴填精力强，麦冬补肾滋阴，两药合用阴液足以化生精血；当归活血养血，为产后之要药，配伍川芎善行血中之气，通调一身之气血；麻黄根专为固表敛汗；陈皮理气健脾；炙甘草调和诸药。诸药合用，共奏滋阴益气、固表止汗之功。

【方论精粹】

《傅青主女科·产后诸症治法·类疟（第九）》："产后寒热往来，每日应期而发，其症似疟，而不可作疟治。夫气血虚而寒热更作，元气虚而外邪或侵，或严寒、或极热、或昼轻夜重、或日晡寒热，绝类疟症，治当滋荣益气，以退寒热。有汗宜急止，或加麻黄根之类。只头有汗而不及于足，乃孤阳绝阴之危症，当加地黄、当归之类。如阳明无恶寒，头痛无汗，且与生化汤，加羌活、防风、连须、葱白数根以散之。其柴胡清肝饮等方，常山、草果等药，俱不可用。"

麻 黄

药 材 档 案

【别名】龙沙、卑相、狗骨、卑盐。

【药材特征】草麻黄：呈细长圆柱形，少分枝，直径 1 ~ 2 毫米。有的带少量棕色木质茎。表面淡绿色至黄绿色，有细纵脊线，触之微有粗糙感。节明显，节间长 2 ~ 6 厘米。节上有膜质鳞叶，长 3 ~ 4 毫米。裂片 2（稀 3），锐三角形，先端灰白色，反曲，基部联合成筒状，红棕色。体轻，质脆，易折断，断面略呈纤维性，周边绿黄色，髓部红棕色，近圆形。气微香，味涩、微苦。

中麻黄：多分枝，直径 1.5 ~ 3 毫米，有粗糙感。节上膜质鳞叶长 2 ~ 3 毫米，裂片 3（稀 2），先端锐尖。断面髓部呈三角状圆形。

木贼麻黄：较多分枝，直径 1 ~ 1.5 毫米，无粗糙感。节间长 1.5 ~ 3 厘米。膜质鳞叶长 1 ~ 2 毫米。裂片 2（稀 3），上部为短三角形，灰白色，先端多不反曲，基部棕红色至棕黑色。

【性味归经】辛、微苦，温。归肺、膀胱经。

【功效主治】发汗散寒，宣肺平喘，利水消肿。用于风寒感冒，胸闷喘咳，风水浮肿。蜜麻黄润肺止咳。多用于表证已解，气喘咳嗽。

加减养胃汤

【方歌】

产后头痛身无汗，寒热往来是病源。芎归苓藿苍术半，炙草陈皮人参煎。
有痰竹沥姜夏曲，弱人兼服河车丸。久疟不愈参术膏，空心汤化半酒盏。

【方源】 《傅青主女科·产后诸症治法·类疟（第九）》："治产后寒热往来，
头痛无汗类疟者。"

【组成】 炙甘草、陈皮、藿香各1.2克，白茯苓、川芎、苍术、人参各3克，
半夏（制）2.4克，当归6克。

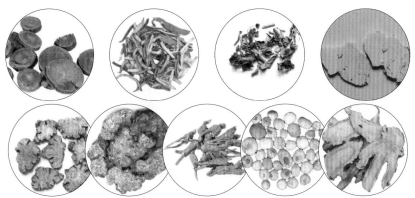

【用法】 姜引煎服。有痰加竹沥、姜汁、半夏、神曲，弱人兼服河车丸。凡
久疟不愈，兼服参术膏以助药力。

【功用】 健脾养胃，以退寒热。

【主治】 产后寒热往来，头痛无汗类疟者。

【方义方解】 方中人参、苍术、炙甘草、白茯苓性甘温，能益气清热，健脾
养胃，其中人参扶脾养胃，苍术健脾燥湿，甘草和中，与白茯苓相配以增强
健脾益气之功。半夏合陈皮燥湿化痰，消痞散结而健脾益胃。当归活血养血，
为产后之要药，配伍川芎善行血中之气，通调一身之气血。藿香功能芳香化
湿，发散表邪，可用于外感风寒兼内伤湿滞之症，加用生姜一片以暖胃驱寒。

参术膏

【方源】 《傅青主女科·产后诸症治法·类疟（第九）》："凡久疟不愈，兼服参术膏以助药力。"

【组成】 白术（米泔浸一宿，锉焙）500 克，人参 30 克。

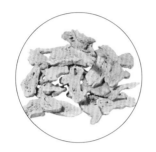 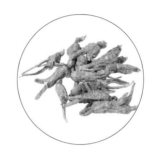

【用法】 用水六碗，煎二碗。再煎二次，共计六碗，合在一处，将药汁又熬成一碗，空心米汤化半酒盏。

【功用】 益气健脾。

【主治】 产后寒热往来，头痛无汗类疟久不愈者。

【方义方解】 方中重用白术，《本草经疏》曰："术，其气芳烈，其味甘浓，其性纯阳，为除风痹之上药，安脾胃之神品。"配伍人参大补元气，米汤本为膏粱之品，健脾和胃。诸药共奏益气健脾之功。

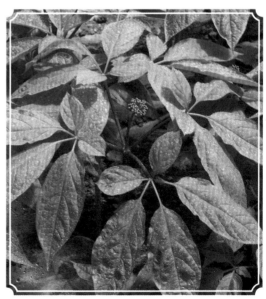

人参

养正通幽汤

【方歌】

> 养正通幽肠可润，川芎当归麻桃仁。
> 苁蓉炙草同煎服，汗多参芪麻黄根。

【方源】 《傅青主女科·产后诸症治法·类伤寒三阴症（第十一）》："治产后大便秘结类伤寒三阴症。"

【组成】 川芎7.5克，当归18克，炙甘草1.5克，桃仁15粒，麻仁（炒）6克，肉苁蓉（酒洗去甲）3克。

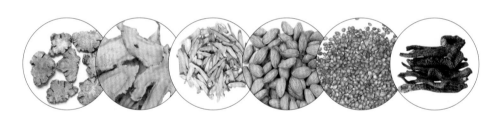

【用法】 水煎服。汗多便实，加黄芪、麻黄根各3克，人参6克；口燥渴，加人参、麦冬各3克；腹满溢便实，加麦冬3克，枳壳1.8克，人参6克，肉苁蓉3克；汗出谵语便实，乃气血虚竭，精神失守，宜养荣安神，加茯神、远志、肉苁蓉各3克，人参、白术各6克，黄芪、白芷、柏子仁各3克。

【功用】 益气养血，润肠通便。

【主治】 产后大便秘结。

【方义方解】 妇人产后耗气伤血，脾运稽迟，肠腑燥涸，而发便秘，为虚证，当补而润之，不可妄用攻伐之品。方中重用当归，归肝、心、脾和大肠经，功善补血活血，润肠通便。川芎辛温香燥，入血分，下行可达血海，配伍桃仁活血祛瘀，则瘀滞得通。麻仁合肉苁蓉润肠通便兼扶助正气。诸药合用，共奏益气养血、润肠通便之功，为治产后大便秘结之良方。

【方论精粹】

《傅青主女科·产后诸症治法·类伤寒三阴症（第十一）》："大抵产后虚中伤寒，口伤食物，外症虽见头痛发热，或胁痛腰痛，是外感宜汗，犹当重产亡血禁汗。惟宜生化汤，量为加减，调理无失。又如大便秘结，犹当重产亡血禁下，宜养正助血通滞，则稳当矣。"

肉苁蓉
药材档案

【别名】肉松蓉、纵蓉、苁蓉、大芸、寸芸。

【药材特征】肉苁蓉：呈扁圆柱形，稍弯曲，长 3 ~ 15 厘米，直径 2 ~ 8 厘米。表面棕褐色或灰棕色，密被覆瓦状排列的肉质鳞叶，通常鳞叶先端已断。体重，质硬，微有柔性，不易折断，断面棕褐色，有淡棕色点状维管束，排列成波状环纹。气微，味甜、微苦。

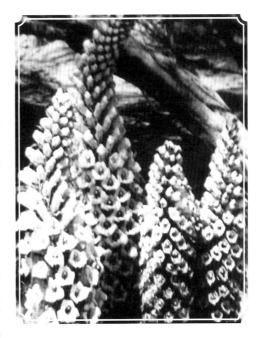

管花肉苁蓉：呈类纺锤形、扁纺锤形或扁柱形，稍弯曲，长 5 ~ 25 厘米，直径 2.5 ~ 9 厘米。表面棕褐色至黑褐色。断面颗粒状，灰棕色至灰褐色，散生点状维管束。

【性味归经】甘、咸，温。归肾、大肠经。

【功效主治】补肾阳，益精血，润肠通便。用于肾阳不足，精血亏虚，阳痿不孕，腰膝酸软，筋骨无力，肠燥便秘。

滋荣活络汤

【方歌】

> 产后口噤牙紧关，项强筋搐似疯痫。
> 勿用治风消痰药，频服生化益血源。
> 滋荣活络熟地黄，参茯神芪川芎防。
> 天麻炙草荆芥穗，当归黄连陈皮羌。

【方源】 《傅青主女科·产后诸症治法·类中风（第十二）》："治产后血少口噤项强筋搐类风症。"

【组成】 川芎4.5克，当归、熟地黄、人参各6克，黄芪、茯神、天麻各3克，炙甘草、陈皮、荆芥穗、防风、羌活各1.2克，黄连（姜汁炒）2.4克。

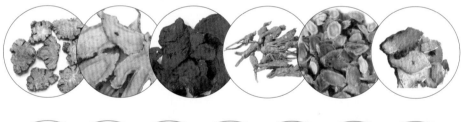

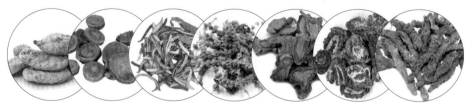

【用法】 上药用水400毫升，煎取280毫升，稍热服。有痰，加竹沥、姜汁、半夏；口渴，加麦冬、葛根；有食，加山楂、砂仁以消肉食，神曲、麦芽以消饭食；大便闭，加肉苁蓉4.5克；汗出，加麻黄根3克；惊悸，加酸枣仁3克。

【功用】 益气滋阴，活血通络。

【主治】 产后血虚，口噤、项强、抽搐者。

【方义方解】 妇人产后耗气伤血，四肢百骸不得濡养，为虚证，当补而通之，不可妄用治风消痰之品。方中重用人参、黄芪大补元气；当归养血活血；川芎走窜，行气活血祛瘀而通络；天麻、防风、羌活、荆芥穗四药皆为祛风通络之用，专治筋急项强之症；熟地黄滋阴养血，茯神健脾渗湿，陈皮理气健脾；佐黄连以清痰火；甘草调和诸药。全方共奏益气滋阴、活血通络之功。

【方论精粹】

《傅青主女科·产后诸症治法·类中风（第十二）》："产后气血暴虚，百骸少血濡养，忽然口噤牙紧，手足筋脉拘搐等症，类中风痫痉，虽虚火泛上有痰，皆当以末治之，勿执偏门，而用治风消痰之方，以重虚产妇也。治法当先服生化汤，以生旺新血。如见危症，三服后，即用加参，益气以救血脱也；如有痰火，少佐橘红、炒芩之类，竹沥、姜汁亦可加之，黄柏、黄连切不可并用，慎之！"

黄　连

药　材　档　案

【别名】味连、支连、王连、云连、雅连、川连。

【药材特征】味连：多集聚成簇，常弯曲，形如鸡爪，单枝根茎长 3～6 厘米，直径 0.3～0.8 厘米。表面灰黄色或黄褐色，粗糙，有不规则结节状隆起、须根及须根残基，有的节间表面平滑如茎秆，习称"过桥"。上部多残留褐色鳞叶，顶端常留有残余的茎或叶柄，质硬，断面不整齐，皮部橙红色或暗棕色，木部鲜黄色或橙黄色，呈放射状排列，髓部有的中空。气微，味极苦。

雅连：多为单枝，略呈圆柱形，微弯曲，长 4～8 厘米，直径 0.5～1 厘米。"过桥"较长。顶端有少许残茎。

云连：弯曲呈钩状，多为单枝，较细小。

【性味归经】苦，寒。归心、脾、胃、肝、胆、大肠经。

【功效主治】清热燥湿，泻火解毒。用于湿热痞满，呕吐吞酸，泻痢，黄疸，高热神昏，心火亢盛，心烦不寐，心悸不宁，血热吐衄，目赤，牙痛，消渴，痈肿疔疮。外治湿疹，湿疮，耳道流脓。酒黄连善清上焦火热，用于目赤，口疮。姜黄连清胃和胃止呕，用于寒热互结，湿热中阻，痞满呕吐。萸黄连舒肝和胃止呕，用于肝胃不和，呕吐吞酸。

天麻丸

【方源】《傅青主女科·产后诸症治法·类中风（第十二）》："治产后中风恍惚语涩四肢不利。"

【组成】 天麻、防风、人参、远志、柏子仁、山药、麦冬、细辛、石菖蒲各3克，川芎、羌活各2.1克，酸枣仁30克，南星曲2.8克。

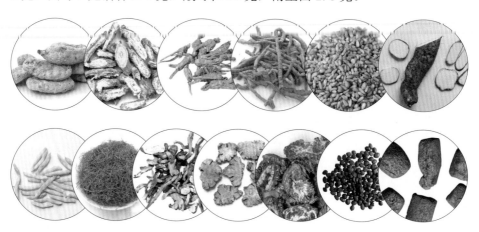

【用法】 研细末，炼蜜为丸，辰砂为衣，清汤下60～70丸。

【功用】 益气滋阴，化痰通络。

【主治】 产后中风，恍惚、语涩、四肢不利。

【方义方解】 妇人产后气血暴虚，髓海空虚，四肢百骸不得濡养，脾失健运，聚湿为痰，阻于经络，故发恍惚、语涩、四肢不利等类中风证候。治宜益气滋阴，化痰通络。方中用天麻、防风、羌活为祛风通络之用，专治筋急、四肢不利之症；川芎走窜，行气活血，活血祛瘀而通络；南星合石菖蒲不但有开窍醒神之功，且兼具化湿、豁痰、辟秽之效，故擅治中风痰迷、舌强不能语；人参益气健脾，山药健脾养阴，麦冬滋阴生津，三药共奏益气养阴之功，以补产后气阴之不足；远志、柏子仁、酸枣仁滋阴安神。全方共奏益气滋阴、活血通络之功。

麻黄根汤

【方歌】

> 麻黄根汤当归参，白术桂枝麻黄根。
> 牡蛎粉草浮小麦，汗多服此效如神。

【方源】 《傅青主女科·产后诸症治法·出汗（第十四）》："麻黄根汤，治产后虚汗不止。"

【组成】 人参、当归各6克，黄芪（炙）4.5克，白术（炒）、麻黄根各3克，桂枝、粉草（炒）各1.5克，牡蛎（研）少许，浮麦30克。

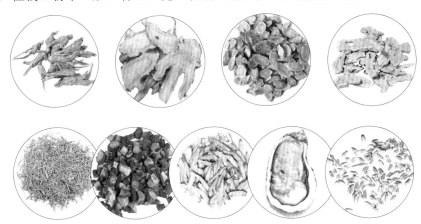

【用法】 水煎服。虚脱汗多，手足冷，加黑姜1.2克，熟附子1片；渴，加麦冬3克，五味子10粒；肥白人产后多汗，加竹沥1盏、姜汁半匙，以清痰火；血块不落，加熟地黄9克；恶风寒，加防风、桂枝各1.5克。

【功用】 益气健脾，固脱敛汗。

【主治】 产后虚汗不止。

【方义方解】 妇人产后本气血暴虚，又做虚汗不止，应速行健脾益气、固脱敛汗之法而止汗。方中用人参、黄芪大补元气，而使阴液有所依附；白术益气健脾，而敛水液之精归脾；麻黄根、牡蛎、浮小麦合用收敛固涩使汗液不得外泄；桂枝温经助阳，调和营卫，使肌腠致密而汗无可泄；甘草调和诸药。全方共奏益气健脾、固脱敛汗之功，则汗液自止。

【方论精粹】

《傅青主女科·产后诸症治法·出汗（第十四）》："凡分娩时汗出，由劳伤脾，惊伤心，恐伤肝也。产妇多兼三者而汗出，不可即用敛汗之剂，神定而汗自止。若血块作痛，耆、术未可遽加，宜服生化汤二三帖，以消块痛，随继服加参生化汤，以止虚汗。若分娩后倦甚，潎潎然汗出，形色又脱，乃亡阳脱汗也。汗本亡阳，阳亡则阴随之，故又当从权，速灌加参生化汤，倍参以救危，毋拘块痛。妇人产多汗，当健脾以敛水液之精，益荣卫以嘘血归源，灌溉四肢，不使妄行。杂症虽有自汗、盗汗之分，然当归六黄汤不可治产后之盗汗也，并宜服加参生化汤及加味补中益气二方。若服参耆而汗多不止，及头出汗而不至腰足，必难疗矣。如汗出而手拭不及者，不治。产后汗出气喘等症，虚之极也，不受补者，不治。"

桂 枝

药材档案

【别名】柳桂、桂枝尖、嫩桂枝。

【药材特征】本品呈长圆柱形，多分枝，长 30 ～ 75 厘米，粗端直径 0.3 ～ 1 厘米。表面红棕色至棕色，有纵棱线、细皱纹及小疙瘩状的叶痕、枝痕和芽痕，皮孔点状。质硬而脆，易折断。切片厚 2 ～ 4 毫米，断面皮部红棕色，木部黄白色至浅黄棕色，髓部略呈方形。有特异香气，味甜、微辛，皮部味较浓。

【性味归经】辛、甘，温。归心、肺、膀胱经。

【功效主治】发汗解肌，温通经脉，助阳化气，平冲降气。用于风寒感冒，脘腹冷痛，血寒经闭，关节痹痛，痰饮，水肿，心悸，奔豚。

止汗散

【方歌】

> 产后盗汗止汗散，人参当归川黄连。
> 熟地浮麦麻黄根，或用牡蛎小麦面。

【方源】 《傅青主女科·产后诸症治法·盗汗（第十五）》："治产后盗汗。"

【组成】 人参、当归各 6 克，熟地黄 4.5 克，麻黄根、黄连（酒炒）1.5 克，浮小麦一大撮，枣 1 枚。

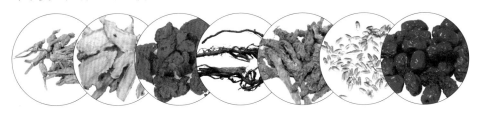

【用法】 上药为散。每用一剂，水煎，温服。

【功用】 益气养血，固表止汗。

【主治】 产后盗汗。

【方义方解】 产妇素体气血亏虚，又做盗汗，则阴液益虚，应速行益气滋阴敛汗之法而止汗。方中用人参大补元气，而使阴液有所依附；熟地黄滋阴填精；当归养血活血，使恶血祛而新血生，则气血通调；麻黄根、浮小麦合用收敛固涩使汗液不得外泄；大枣性温味甘，为补气补血之佳品；佐以黄连清心火，退虚热。诸药合用，共奏益气滋阴敛汗之功，则汗液自止。

【方论精粹】

　　《傅青主女科·产后诸症治法·盗汗（第十五）》："产后睡中汗出，醒来即止，犹盗瞰入睡，而谓之盗汗，非汗自至之比。《杂症论》云：'自汗阳亏，盗汗阴虚。'然当归六黄汤又非产后盗汗方也，惟兼气血而调治之，乃为得耳。"

生津止渴益水饮

【方歌】

> 生津止渴益水饮，麦冬当归与人参。
> 生地茯苓五味子，升麻炙草并葛根。

【方源】 《傅青王女科·产后诸症治法·口渴兼小便不利（第十六）》："口渴兼小便不利。"

【组成】 人参、麦冬、当归、生地黄各9克，黄芪、葛根各3克，升麻、炙甘草各1.2克，茯苓2.4克，五味子15粒。

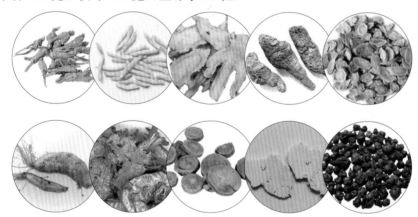

【用法】 水煎服。汗多，加麻黄根3克、浮小麦30克；大便燥，加肉苁蓉4.5克；渴甚，加生脉散。

【功用】 益气养阴，生津止渴。

【主治】 产后失血汗多，烦躁，咽干而渴，兼小便不利。

【方义方解】 夫人产后气血亏虚，生化之气不运，渗泄之令不行，故而上无津液而有嗌干燥渴之症，下气不升，而有小便不利之候。其治不宜清热利水，当补肺健脾，益气升阳，而用生津止渴益水饮。方中用人参、黄芪补脾肺之气；当归配伍生地黄滋阴养血，气阴双补而无水亏之虞；茯苓健脾渗湿利水而通小便；麦冬、五味子、葛根皆可生津止渴；甘草调和诸药。全方共奏补肺健脾、益气升阳之功，则气化流行，阳升阴降而口渴及小便不利之症自除。

【方论精粹】

《傅青主女科·产后者症治法·盗汗（第十五）》："产后烦躁，咽干而渴，兼小便不利，由失血汗多所致，治当助脾益肺，升举气血，则阳升阴降，水入经而为血为液，谷入胃而气长脉行，自然津液生而便调利矣。若认口渴为火，而用芩、连、栀、柏以降之，认小便不利为水滞，而用五苓散以通之，皆失治也。必因其劳损而温之益之，因其留滞而濡之行之，则庶几矣。"

葛 根

药 材 档 案

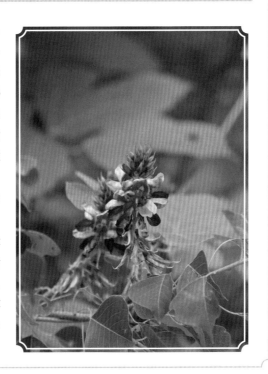

【别名】甘葛、干葛、野葛、粉葛、葛子根、黄葛根、葛麻茹。

【药材特征】本品呈纵切的长方形厚片或小方块，长 5 ~ 35 厘米，厚 0.5 ~ 1 厘米。外皮淡棕色，有纵皱纹，粗糙。切面黄白色，纹理不明显。质韧，纤维性强。气微，味微甜。

【性味归经】甘、辛，凉。归脾、胃、肺经。

【功效主治】解肌退热，生津止渴，透疹，升阳止泻，通经活络，解酒毒。用于外感发热头痛、项背强痛，口渴，消渴，麻疹不透，热痢，泄泻，眩晕头痛，中风偏瘫，胸痹心痛，酒毒伤中。

茅根汤

【方歌】

> 患淋石膏茅根君，瞿麦茯苓滑石参。
> 葵子桃胶石首鱼，灯心为引奏效神。

【方源】 《傅青主女科·产后诸症治法（续上）·患淋（第十九）》："凡产后冷热淋并治之。"

【组成】 石膏、白茅根30克，瞿麦、白茯苓各15克，冬葵子、人参、桃胶、滑石各3克，石首鱼头4个。

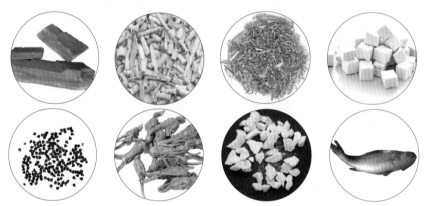

【用法】 灯心水煎，空腹服。

【功用】 益气通淋。

【主治】 产后冷热淋。

【方义方解】 产妇气血亏虚，热客膀胱，虚则小便数，热则小便涩痛。治益气通淋为法。方中重用茅根清热解毒通淋；石膏清热除烦止渴；瞿麦、葵子、桃胶、滑石、石首鱼头五药皆为清热利湿通淋之品；人参、茯苓益气健脾，此二药为本方之要，于大队清热利湿之品中加入益气健脾之品，意在顾护产妇气血亏虚、不胜攻伐之体，实为益气通淋之良方。

加减生化汤

【方歌】

> 产后泻泄块未散，生化汤中再加减。
> 川芎当归茯苓配，黑姜桃仁炙草莲。

【方源】 《傅青主女科·产后诸症治法（续上）·泻（第二十一）》："治产后块未消患泻症。"

【组成】 川芎、茯苓各6克，当归12克，黑姜、炙甘草各1.5克，桃仁10粒，莲子8枚。

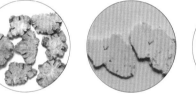
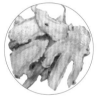

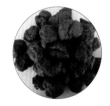
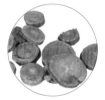
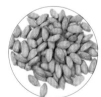
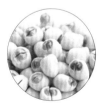

【用法】 水煎，温服。

【功用】 活血化瘀，温经止泻。

【主治】 产后块未消患泻症。

【方义方解】 妇人产后多虚、多瘀，若恶露未净适患泄泻，切勿一味收涩收泻而患留瘀之弊，宜活血化瘀使恶血去而新血生，温经健脾而止泻。方中重用当归养血活血，化瘀生新，温经散寒；川芎为血中之气药，活血行气；桃仁活血祛瘀；炮姜入血分散寒；茯苓益气健脾，利湿止泻；莲子性收敛，可健脾养胃，止泻固精，为治体虚泄泻之良药。全方寓补于收，则恶血得去，泄泻可除。

【方论精粹】

《傅青主女科·产后诸症治法（续上）·泻（第二十一）》："产后泄泻，非杂症有食泄、湿泄、水谷注下之论，大率气虚食积与湿也。气虚宜补、食积宜消、湿则宜燥。然恶露未净，遽难骤燥，当先服生化汤二三帖，化旧生新，加茯苓以利水道，俟血生，然后补气以消食，燥湿以分利水道，使无滞涩虚虚之失。若产旬日外，方论杂症，尤当论虚实而治也。如痛下清水，腹鸣，米饮不化者，以寒泄治。如粪水黄赤，肛门作痛，以热泄治之。有因饮食过多，伤脾成泄，气臭如败卵，以食积治之。又有脾气久虚少食，食下即鸣，急尽下所食之物方觉快者，以虚寒泄治之。治法寒则温之，热则清之，脾伤食积，分利健脾，兼消补虚，善为调治，无失也。产后虚泻，眠昏人不识，弱甚形脱危症，必用人参二钱，白术、茯苓各二钱，附子一钱，方能回生。若脉浮弦，按之不鼓，即为中寒，此盖阴先亡而阳欲去，速宜大补气血，加附子、黑姜以回元阳，万勿忽视。"

莲子

药材档案

【别名】莲实、莲肉、莲米、藕实、水芝丹、泽芝、莲蓬子。

【药材特征】本品略呈椭圆形或类球形，长 1.2～1.8 厘米，直径 0.8～1.4 厘米。表面浅黄棕色至红棕色，有细纵纹和较宽的脉纹。一端中心呈乳头状突起，深棕色，多有裂口，其周边略下陷。质硬，种皮薄，不易剥离。子叶 2，黄白色，肥厚，中有空隙。具绿色莲子心。气微，味甘、微涩；莲子心味苦。

【性味归经】甘、涩，平。归脾、肾、心经。

【功效主治】补脾止泻，止带，益肾涩精，养心安神。用于脾虚久泻，带下，遗精，心悸失眠。

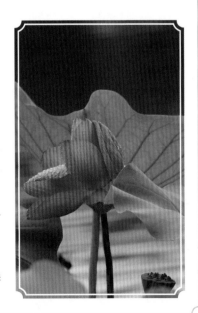

健脾利水生化汤

【方歌】

> 产后块除患泻症，健脾利水生化汤。
> 归芎茯苓陈皮草，参术肉果泽泻姜。

【方源】 《傅青主女科·产后诸症治法（续上）·泻（第二十一）》："治产后块已除，患泻症。"

【组成】 川芎3克，茯苓4.5克，当归6克，黑姜1.2克，陈皮、炙甘草各1.5克，人参9克，肉豆蔻（制）1个，白术（土炒）3克，泽泻2.4克。

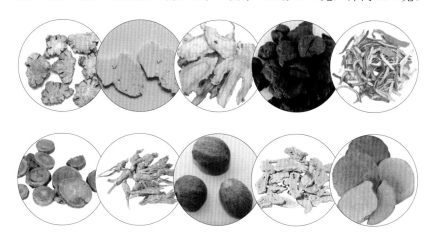

【用法】 水煎，温服。寒泻，加干姜2.4克；寒痛，加砂仁、炮姜各2.4克；热泻，加炒黄连2.4克；泄水腹痛，米饮不化，加砂仁2.4克，麦芽、山楂各3克；泻有酸臭气，加神曲、砂仁各2.4克；泄水者，加苍术3克以燥湿；诸泻，俱加升麻（酒炒）2.4克，莲子10粒。

【功用】 健脾利水，益气止泻。

【主治】 产后块已除，患泄泻者。

【方义方解】 妇人产后多虚、多瘀，适时患泻，若恶露已净，无收敛留瘀之弊，当顾护产妇气血亏虚之体，不可一味收敛止泻，当寓补于收，健脾利水，益气止泻。方含人参、白术、茯苓、甘草，为四君子汤之意在益气健脾，通利水道而止泻。当归功善养血活血；川芎为血中之气药，行气活血；黑姜入血分，温经暖宫；陈皮理气健脾；泽泻健脾利湿，利小便以实大便。方中唯有肉豆蔻一味为温中涩肠之品而止泻，本方意在健脾利水，利小便而实大便，以补为收，妙哉。

【方论精粹】

《傅青主女科·产后诸症治法（续上）·泻（第二十一）》："产后泄泻，非杂症有食泄、湿泄、水谷注下之论，大率气虚食积与湿也。气虚宜补、食积宜消、湿则宜燥。然恶露未净，遽难骤燥，当先服生化汤二三帖，化旧生新，加茯苓以利水道，俟血生，然后补气以消食，燥湿以分利水道，使无滞涩虚虚之失。"

泽 泻

药材档案

【别名】水泽、泽芝、水泻、芒芋、一枝花、如意花。

【药材特征】本品呈类球形、椭圆形或卵圆形，长2～7厘米，直径2～6厘米。表面黄白色或淡黄棕色，有不规则的横向环状浅沟纹及多数细小突起的须根痕，底部有的有瘤状芽痕。质坚实，断面黄白色，粉性，有多数细孔。气微，味微苦。

【性味归经】甘、淡，寒。归肾、膀胱经。

【功效主治】利水渗湿，泄热，化浊降脂。用于小便不利，水肿胀满，泄泻尿少，痰饮眩晕，热淋涩痛，高脂血症。

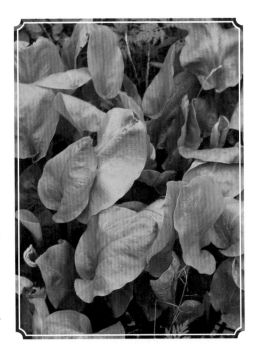

参苓生化汤

【方歌】

> 健脾参苓生化汤，归芎炙草肉果姜。
> 白芍白术益智仁，胎前素弱此方尝。

【方源】 《傅青主女科·产后诸症治法（续上）·完谷不化（第二十二）》："治产后三日内块已消，谷不化，胎前素弱患此症者。"

【组成】 川芎、茯苓、白芍（炒）、益智（炒）各3克，当归、人参、白术（土炒）各6克，黑姜1.2克，炙甘草1.5克，肉果（制）1个。

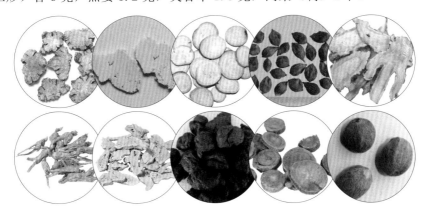

【用法】 水煎服。泄水多，加泽泻、木通各2.4克；腹痛，加砂仁2.4克；渴，加麦冬、五味子3克；寒泻，加黑姜3克，木香1.2克；食积，加神曲、麦芽。

【功用】 温养活血，健脾止泻。

【主治】 妇人胎前素弱，产后3日内块已消，泄泻，完谷不化者。

【方义方解】 当归以养血活血，且通任冲二脉，川芎行气活血，桃仁活血化瘀，黑姜温养活血，取生化汤温养活血之功，加人参、益智、茯苓健脾气止泻。诸药合用，专用于产后血块已消完谷不化者。

青血丸

【方歌】

> 恶露痢疾相兼治，并行不悖法最良。
> 产后噤口青血丸，两半莲肉木香连。

【方源】 《傅青主女科·产后诸症治法（续上）·痢（第二十三）》："治噤口痢。"

【组成】 香连（为末）、黄连、莲肉粉各45克。

【用法】 和匀为丸，酒送下12克。

【功用】 清热利湿，醒脾开胃，止痢。

【主治】 产后血块已消，长泻不消化之物。

【方义方解】 木香、黄连清热利湿，消积化滞除痢，佐以莲子肉清心醒脾，开胃止泻。诸药合用，开胃止痢，主治噤口痢。

【方论精粹】

《傅青主女科·产后诸症治法（续上）·痢（第二十三）》："凡产三四日后，块散，痢疾少减，共十症，开后依治。一产后久泻：元气下陷，大便不禁，肛门如脱，宜服六君子汤，加木香四分，肉果一个（制），姜汁（五分）；二产后泻痢：色黄，乃脾土真气虚损，宜服补中益气汤，加木香、肉果；三产后伤面食：泻痢，宜服生化汤，加神曲、麦芽；四产后伤肉食：泻痢，宜服生化汤，加山楂、砂仁；五产后胃气虚弱：泻痢，完谷不化，当温助胃气，宜服六君子汤，加木香四分，肉果一个（制）；六产后脾胃虚弱：四肢浮肿，宜服六君子汤，加五皮散（见后水肿）；七产后泻痢：无后重，但久不止，宜服六君子汤，加木香、肉果；八产后赤白痢：脐下痛，当归、厚朴、黄连、肉果、甘草、桃仁、川芎；九产后久痢：色赤，属血虚，宜四物汤，加荆芥、人参；十产后久痢：色白，属气虚，宜六君子汤，加木香、肉果。"

生化六和汤

【方歌】
> 生化六和芎归姜，陈皮炙草砂藿香。
> 茯苓一钱姜三片，产后霍乱服此方。

【方源】 《傅青主女科·产后诸症治法（续上）·霍乱（第二十四）》："治产后血块痛未除，患霍乱。"

【组成】 川芎6克，当归12克，黑姜、炙甘草、陈皮、藿香各1.2克，砂仁1.8克，茯苓3克。

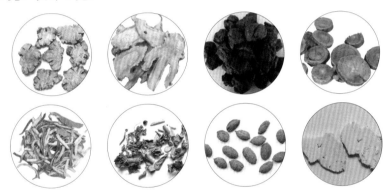

【用法】 加生姜3片，水煎服。

【功用】 温养活血，健脾化浊。

【主治】 产后血块痛未除，患霍乱。

【方义方解】 川芎、当归、黑姜、炙甘草温养活血，化瘀消结取生化汤之义，加以藿香、砂仁芳香行气化浊，佐以陈皮、茯苓、黑姜健脾和胃止泻。诸药合用，温养活血，健脾化浊，以祛产后仍有瘀血未除而感霍乱之邪。

【方论精粹】

《傅青主女科·产后诸症治法（续上）·霍乱（第二十四）》："由劳伤气血，脏腑空虚，不能运化食物，及感冷风所致，阴阳升降不顺，清浊乱于脾胃，冷热不调，邪正相搏，上下为霍乱。"

附子散

【方歌】

> 附子散中术归姜，陈皮甘草与丁香。
> 为末二钱米饮下，无瘀霍乱此方良。

【方源】 《傅青主女科·产后诸症治法（续上）·霍乱（第二十四）》："治产后霍乱吐泻，手足逆冷，须无块痛方可服。"

【组成】 白术3克，当归6克，陈皮、黑姜、丁香、甘草（1本有附子5分）各1.2克。

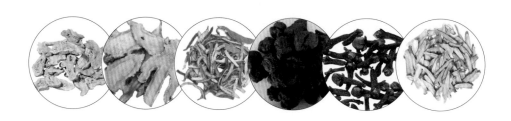

【用法】 上为末。每服6克，粥饮送下。

【功用】 活血化瘀，温中健脾。

【主治】 产后霍乱吐泻，手足逆冷。

【方义方解】 当归、黑姜、炙甘草温养活血，化瘀消结取生化汤之义，丁香温中健胃，白术、陈皮益气健脾。诸药合用，活血化瘀，温中健脾，以祛产后瘀血已除而感霍乱之邪。

温中汤

【方歌】

> 产后霍乱温中汤，当归厚朴参术姜。
> 茯苓草蔻片姜引，水煎温服保安康。

【方源】 《傅青主女科·产后诸症治法（续上）·霍乱（第二十四）》："治产后霍乱吐泻不止无块痛者可服。"

【组成】 人参、茯苓各3克，白术4.5克，当归6克，厚朴2.4克，黑姜1.2克，草豆蔻1.8克。

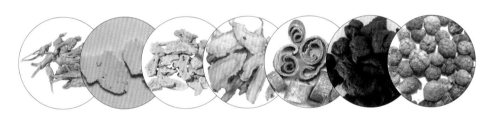

【用法】 姜3片，水煎服。

【功用】 温养和血，温中健脾。

【主治】 产后霍乱吐泻不止，脾胃虚寒，饮食少思，肚腹膜胀。

【方义方解】 当归、黑姜温养活血，取生化汤之义，人参、白术益气健脾，草豆蔻、厚朴理气宽中，除胀，生姜和胃止呕。诸药合用，活血化瘀，温中健脾，以祛产后瘀血已除而感霍乱之邪。

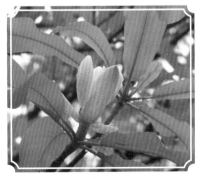

厚朴

温胃丁香散

【方歌】

> 温胃丁香效更彰，人参白术并黑姜。
> 陈皮前胡炙甘草，当归姜片丁藿香。

【方源】 《傅青主女科·产后诸症治法（续上）·呕逆不食（第二十五）》："治产后七日外呕逆不食。"

【组成】 当归9克，白术6克，黑姜、丁香各1.2克，人参3克，陈皮、炙甘草、前胡、藿香各1.5克。

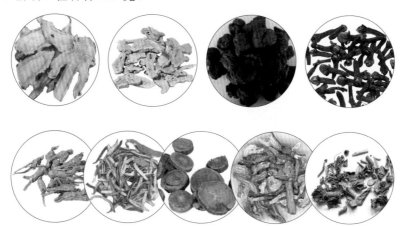

【用法】 加生姜3片，用水煎服。

【功用】 温养活血，健脾益胃。

【主治】 产后七日外呕逆不食。

【方义方解】 当归、黑姜温养活血，取生化汤之义，人参、白术益气健脾，藿香芳香化浊，前胡降气化痰，丁香温中健脾，生姜和胃止呕。诸药合用，温养和血、健脾益胃、止呕。

石莲散

【方歌】

> 产妇呕吐目中眩，去心去壳用石莲。
> 茯苓丁香共研末，米饮送服保平安。

【方源】 《傅青主女科·产后诸症治法（续上）·呕逆不食（第二十五）》："治产妇呕吐心冲目眩。"

【组成】 石莲子（去壳，去心）45克，白茯苓30克，丁香1.5克。

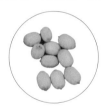 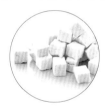 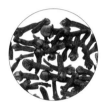

【用法】 共为细末，米饮送下。

【功用】 温中健脾，开胃进食。

【主治】 产妇呕吐心冲目眩。

【方义方解】 石莲子清湿热，开胃进食，丁香温中健胃，白茯苓利水渗湿安神，诸药合用，温中健脾，开胃进食，共治产后畏寒呕逆，呕吐不食，腹胀。

【方论精粹】

　　《傅青主女科·产后诸症治法（续上）·呕逆不食（第二十五）》："产后劳伤脏腑，寒邪易乘于肠胃，则气逆呕吐而不下食也。又有瘀血未净而呕者，亦有痰气入胃，胃口不清而呕者，当随症调之。石莲散治产妇呕吐心冲目眩。"

生津益液汤

【方歌】

> 生津益液用大枣，参麦茯苓炙甘草。
> 竹叶小麦天花粉，大渴再加芦根妙。

【方源】 《傅青主女科·产后诸症治法（续上）·呕逆不食（第二十五）》："治产妇虚弱，口渴气少，由产后血少多汗内烦不生津液。"

【组成】 人参、麦冬（去心）、茯苓各30克，大枣、竹叶、浮小麦、炙甘草、天花粉各10克，大渴不止，加芦根10克。

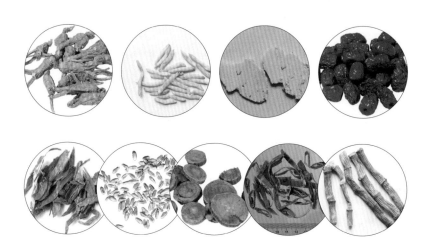

【用法】 水煎服。

【功用】 益气生津，敛汗止呕。

【主治】 产妇虚弱，气阴两亏致呕吐频作，口渴汗多，心烦气短，呕逆不食。

【方义方解】 人参、茯苓益气健脾，佐以浮小麦益气固表敛汗，麦冬益气养阴，竹叶、天花粉清热润燥生津，诸药合用，气阴得养，胃气得降。

加参安肺生化汤

【方歌】

> 产后旬日感风寒，咳嗽声重亦有痰。
> 身体虚弱难御邪，身热头痛多出汗。
> 加参安肺生化汤，归芎人参杏仁桑。
> 知母甘草桔梗配，半夏橘红共煎尝。

【方源】 《傅青主女科·产后诸症治法（续上）·咳嗽（第二十六）》："治产后虚弱，旬日内外感风寒，咳嗽声重有痰，或身热头痛及汗多者。"

【组成】 川芎、人参、知母、桑白皮各3克，当归6克，杏仁（去皮、尖）、半夏各2.1克，甘草、桔梗各1.2克，橘红0.9克。

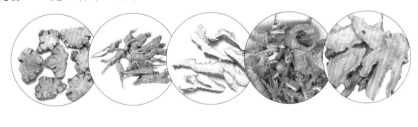

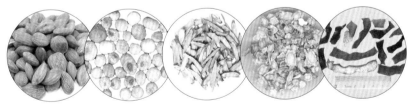

【用法】 水煎服。虚人多痰，加竹沥10毫升、姜汁5毫升。

【功用】 益气宣肺化痰。

【主治】 产后虚弱，旬日内外感风寒，咳嗽声重有痰，或身热头痛及汗多者。

【方义方解】 加参安肺生化汤，即生化汤去桃仁、黑姜加人参益气扶正，加知母、桑白皮、杏仁、桔梗清热宣肺止咳，加半夏、橘红理气化痰除嗽。

参归生化汤

> 参归生化桂黄芪，川芎炙草香马蹄。
> 此症当须补气血，饮食起居要适宜。

【方源】 《傅青主女科·产后诸症治法（续上）·流注（第二十八）》："产后恶露流于腰臂足关节之处，或漫肿、或结块，久则肿起作痛，肢体倦怠，急宜用葱熨法以治外肿。内服参归生化汤以消血滞，无缓也。未成者消，已成者溃。"

【组成】 川芎、黄芪各 4.5 克，当归、人参、马蹄香各 6 克，炙甘草、肉桂各 1.5 克。

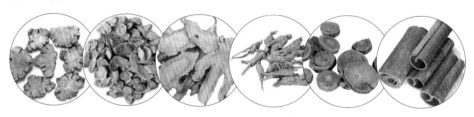

【用法】 水煎服。

【功用】 行血散结，补气止痛。

【主治】 产后恶露流于腰臂足关节之处，或漫肿，或结块，久则肿起作痛，肢体倦怠。

【方义方解】 此方乃生化汤去桃仁、黑姜加人参、黄芪、肉桂、马蹄香而成。"产后流注恶露，日久成肿"，日久腹中块痛已除，故无须再用桃仁之活血，漫肿疼痛，用干姜即助热，故去二味而加参、芪、肉桂、马蹄香以补虚导脓，托毒外出。

【方论精粹】

《傅青主女科·产后诸症治法（续上）·流注（第二十八）》："此症若不补气血，节饮食，慎起居，未有得生者。如肿起作痛，起居饮食如常，是病气未深，形气未损，易治。若漫肿微痛，起居倦怠，饮食不足，最难治。或未成脓，未溃，气血虚也，宜服八珍汤。憎寒恶寒，阳气虚也，宜服十全大补汤。补后大热，阴血虚也，宜服四物汤，加参、术、牡丹皮。呕逆，胃气虚也，宜服六君子汤，加炮姜、干姜。食少体倦，脾气虚也，宜服补中益气汤。四肢冷逆，小便频数，肾气虚也，补中益气汤加益智仁 3 克。神仙回洞散治产后流注恶露，日久成肿，用此宜导其脓，若未补气血旺，不可服此方。"

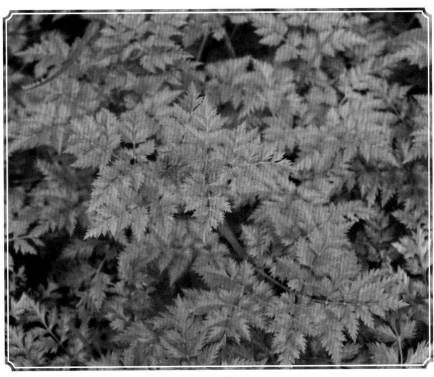

川芎

养心汤

【方歌】

> 心神不安须养心，参归芎芪与茯神。
> 麦冬远志炙甘草，生姜五味柏子仁。

【方源】 《傅青主女科·产后诸症治法（续上）·怔忡惊悸（第二十）》："治产后心血不定，心神不安。"

【组成】 炙黄芪、柏子仁各3克，茯神、川芎、远志各2.4克，当归6克，麦冬5.4克，人参4.5克，炙甘草1.2克，五味子10粒。

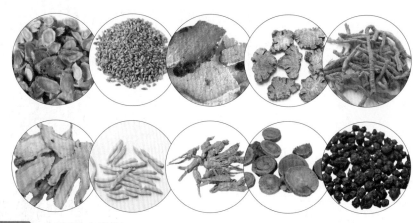

【用法】 加生姜水煎服。

【功用】 补气养血，宁心安神。

【主治】 产后心血不定，心神不安。

【方义方解】 方中人参、炙黄芪、五味子补养、收敛心气；茯神、远志、麦冬、柏子仁补心安神；当归、川芎补养心血；甘草补脾。诸药合用，养心以宁心神，健脾以资化源，神奇安宁。